DEUTSCHE AKADEMIE DER WISSENSCHAFTEN ZU BERLIN
INSTITUT FÜR ORIENTFORSCHUNG
VERÖFFENTLICHUNG NR. 28

FRANZ KOCHER

KEILSCHRIFTTEXTE ZUR ASSYRISCH-BABYLONISCHEN DROGEN- UND PFLANZENKUNDE

Texte der Serien uru.an.na: *maltakal*, ḪAR. ra: *ḫubullu* und Ú GAR-*šú*

1955

AKADEMIE-VERLAG · BERLIN

DEUTSCHE AKADEMIE DER WISSENSCHAFTEN ZU BERLIN
INSTITUT FÜR ORIENTFORSCHUNG
VERÖFFENTLICHUNG NR. 28

FRANZ KÖCHER

KEILSCHRIFTTEXTE ZUR ASSYRISCH-BABYLONISCHEN DROGEN- UND PFLANZENKUNDE

Texte der Serien uru.an.na: *maltakal*, Ḫ̮AR. ra: *ḫ̮ubullu* und Ú GAR-*šú*

1955

AKADEMIE-VERLAG · BERLIN

Erschienen im Akademie-Verlag GmbH., Berlin W 8, Mohrenstraße 39
Lizenznummer 202 · 100/47/55
Gesamtherstellung: Druckerei „Thomas Müntzer“ Langensalza
Bestell- und Verlagsnummer: 2013/28
Preis: DM 21,—
Printed in Germany

VORWORT

Die vorliegende Keilschriftausgabe bildet den ersten Teil einer Arbeit, die der akkadischen Pharmakologie gewidmet ist. Sie enthält alle mir bekannten, bisher unveröffentlicht gebliebenen Texte[1]), die zur Serie ú. uru. an. na: ú*mal-ta-kal* gehören, oder in verwandtschaftlicher Beziehung zu ihr stehen[2]). Das genannte Keilschriftwerk, von B. LANDSBERGER[3]) als medizinischer Kommentar bezeichnet, umfaßt drei Tafeln mit insgesamt etwa 1500 Zeilen. Die Serie ist aus einer von *Assurbānapli* veranlaßten Revision und Erweiterung des Textes bereits vorliegender Tafelwerke pharmakologischen Inhalts entstanden und stellt das umfassendste Kompendium der assyrischen Drogenkunde dar.

Der Anhang bringt neben einem Inventar über die Ordnung einer Apotheke einige bisher übersehene Fragmente zur 3. und 17. Tafel der lexikalischen Serie ḪAR. ra: *ḫubullu* aus den Beständen der Tontafelsammlung der Vorderasiatischen Abteilung der Staatlichen Museen zu Berlin und ein paar Textstücke zur Serie Ú GAR-*šú*.

In dem in Arbeit befindlichen zweiten Teil soll der Versuch unternommen werden, den Text der Serie ú. uru. an. na: ú*mal-ta-kal* wiederherzustellen. Der fragmentarische Zustand des uns überlieferten Textmaterials und das Vorhandensein mehrerer von einander abweichender Rezensionen erschweren dieses Vorhaben ungemein. Sollte es aber zu einem befriedigenden Abschluß gebracht werden, so wäre mit der wiedergewonnenen ursprünglichen Textanordnung die Grundlage für eine Interpretation der akkadischen Drogennamen geschaffen. Als zusätzliche Hilfsmittel für die Deutung der Drogen aus dem botanischen, zoologischen und mineralischen Bereich sollen alle auf die Pharmakologie bezüglichen Stellen der medizinischen Keilschriftliteratur[4]) herangezogen werden. Ausführliche Indices sollen die Benutzung des zweiten Teiles dieser Arbeit wesentlich erleichtern.

Es ist mir eine angenehme Pflicht, den Herren zu danken, ohne deren freundliches Entgegenkommen und stete Hilfsbereitschaft die vorliegende Ausgabe nicht zustande gekommen wäre. Herrn B. LANDSBERGER verdanke ich neben wertvollen Hinweisen zur Lesung schwieriger Textstellen die Namhaftmachung der Nummern der hier publizierten Fragmente aus den Sammlungen des Britischen Museums und die Beschaffung von ausgezeichneten Photographien der dort befindlichen Originale. Den Herren C. J. GADD (London), G. R. MEYER (Berlin) und M. M. ROQUES (Paris) bin ich für die mir erteilte Publikationserlaubnis der hier vereinigten Keilschrifturkunden zu herzlichem Dank verpflichtet. Herrn R. LABAT gebührt mein Dank für die Bereitstellung von Photographien dreier Texte aus der Sammlung der École Pratique des Hautes-

---

[1]) Mit Ausnahme von Text Nr. 11, der hier erneut veröffentlicht wird.

[2]) Vgl. die Nummern 1 und 25—30 der Ausgabe.

[3]) Vgl. B. LANDSBERGER, *Die Fauna des Alten Mesopotamien*, Beilage 3 (p. 39).

[4]) Um die zahlreichen, unveröffentlichten mediz. Texte, die in der Vorderasiatischen Abteilung der Berliner Staatlichen Museen aufbewahrt werden, für diese Arbeit verwerten zu können, habe ich mit frdl. Genehmigung des Direktors der Abteilung, G. R. MEYER, ca. 350 Nummern kopiert und in Umschrift fertiggestellt. Die Keilschriftausgabe sämtlicher in Berlin befindlicher mediz. Texte soll im Anschluß an die pharmakologische Arbeit erscheinen.

Études Paris [1]) und für die freundliche Überprüfung und Ergänzung meiner Umschriften. Herr W. G. LAMBERT hat die Londoner Tontafelbruchstücke kollationiert und mir bereitwilligst seine Abschriften von K. 5447 + 7270, K. 8764, K. 13828, K. 13994, K. 14061 und 83-1-18,692 zur Verfügung gestellt. Für seine entsagungsvolle Mühe sage ich ihm auch an dieser Stelle meinen aufrichtigsten Dank.

Berlin, November 1954 Franz Köcher

[1] Ehedem im Privatbesitz E. TISSERANT'S.

INHALTSÜBERSICHT

A. Texte zur Serie ú. uru. an. na: ^{ú}mal-ta-kal

Nr. 1. Mittelassyrischer Text aus der Bibliothek *Tiglatpilesers* I. (vgl. E. WEIDNER, *Die Bibliothek Tiglatpilesers I.*, AfO XVI, 2 p. 210, Liste Nr. 72). Die einzelnen Fragmente der Tafel sind mit Ausnahme von VAT 10 734 auf den Grabungsphotos Ass. 566/567 wiedergegeben. Ein größeres Bruchstück des Exemplars (auf der Skizze [Tafel 4] mit Ass. Fd. Nr. 4312^{f} bezeichnet) befindet sich in Istanbul; zur Autographie dieses Stückes konnten die Photos K(onstantinopel) 179/180 neben einer von O. SCHROEDER angefertigten Rohkopie des Fragmentes benutzt werden.

[Hinsichtlich der Fundnummer des Exemplars bestehen gewisse Unklarheiten: die Photos K 179/180 geben Ass. 4462^{d}, O. SCHROEDER, verzeichnet Ass. 4463^{d}, während die Grabungsphotos und das Inventar der Ausgrabungsleitung der DOG Ass. 4312^{f} buchen; in den Verzeichnissen (p. 11ff.) habe ich die letztere Angabe übernommen].

Gemäß der Unterschrift ist das vorliegende Exemplar die 2. Tafel der (sonst nicht bekannten) Serie áš-ra-ba-ri x-[x]. Dieses Sammelwerk scheint demnach eines der zur Zeit der Kompilation der Serie ú. uru. an. na: ^{ú}*mal-ta-kal* bereits vorhandenen Tafelwerke pharmakologisch-medizinischen Inhalts darzustellen [1]).

Die erste Kolumne beginnt mit ^{ú}*uru-an-nu-um*: Ú. IN. NU. UŠ[2]) und gibt bis Kolumne IV der Vorderseite Drogenbezeichnungen pflanzlicher Herkunft, die die Serie ú. uru. an. na: ^{ú}*mal-ta-kal* mit gewissen Abweichungen auf der 1. und 2. Tafel verzeichnet. Am Ende der IV. Kolumne (Z. 54′ff.) der Vorderseite (!) folgt nach der Zeilensummierung der Vermerk *šá* ^{ú}*uru-an-n*[*u-um*: Ú. IN. NU. UŠ], der Name des Schreibers und die Datierung. Darf man aus dieser redaktionellen Notiz schließen, daß die Serie áš-ra-ba-ri x-[x] ihrerseits schon eine Kompilation noch älterer Tafelwerke repräsentiert, von denen nunmehr das (vielleicht eine Halbtafel umfassende) „alte" ^{ú}*uru-an-nu-um*: Ú.IN.NU.UŠ-Werk greifbar wird?

Die Rückseite der Tafel gibt, so weit sie erhalten ist, Rezepturen folgenden Schemas: Name der Droge: Name der Krankheit: medizinische Verwendung der Droge, bzw. Art ihrer Verabreichung. Dieser Abschnitt ist, wie ich sehe, nicht in die Serie uru. an. na aufgenommen worden. Andererseits bestehen auch nur geringfügige Entsprechungen zu den bereits bekannten Zeugen dieser speziellen Rezeptur-Texte. Man vgl. etwa VAT 8256 (KAR 203), K. 9283, K. 259 (CT 14,23), K. 14047, K. 9147*[3]) (CT 14,26), K. 4566* + 8651* + 14136* (CT 14,29,) S. 698* (CT 14,30), D. T. 136* (CT 14.31), K. 10289* (CT 14,32), 80-7-19,356 (CT 14,34), K. 4180 A + 8797 (CT 14. 35), RM. 357* (CT 14,37), RM. 362* (CT 14,41), S. 60* + 81-2-4,265* (CT 14,43) Text Scheil, RA 13,37, Sm. 22 (RA 17,179) und den unveröffentlichten Babylontext BE 13735* (Photo Babyl. 1213).

---

[1]) Vgl. hierzu den rekonstruierten Text der Unterschriften der Niniveh-Rezension der Serie uru. an. na bei R. C. THOMPSON, *A Dictionary of Assyrian Botany*, p. VIIIf.

[2]) Die Pflanze *uru-an-nu-um* = *urānu*, die R. C. THOMPSON noch in DAB p. 61 u. ö. trotz B. LANDSBERGERs Berichtigung in ZDMG LXXIV (1920), p. 444 **šamrānu* liest.

[3]) Ein Stern hinter der Nummer besagt, daß die andere Seite der Tontafel weggebrochen ist.

Nr. **2**. 3-kolumnige Tafel (neuassyr.), die zu etwa $^3/_5$ erhalten geblieben ist. Sie gibt Auszüge der 1. und 3. Tafel der Serie; Unterschrift zum Teil abgebrochen.

Die Einordnung des zum Exemplar gehörigen Fragments VAT 14112* ist unsicher.

Die Auszüge aus der 3. Tafel der Serie beginnen mit Kol. IV, Z. 1′: ú. eme. ur. DÚR: *ina*[1]) *qaqq* [*adi* (SÀG. [DU]) *šu-ti-ni*]. Zur Ergänzung dieser Zeile vgl. Nr. 12 (der Ausgabe), Vs. Kol. I. Z. 30. In der Niniveh-Rezension der Serie ist der mit Kol. V. Z. 34 beginnende Passus (bis Kol. VI, Z. 4) nicht nachzuweisen; vgl. hingegen Nr. 4 (der Ausgabe), Rs. Zz. 35—39 und — mit gewissen Berührungspunkten — Nr. 33 (der Ausgabe) nebst Duplikaten.

Nr. **3**. Schülertafel aus schwarzbraunem Ton; gibt Auszüge der 1. Tafel der Serie. Die Oberfläche der Rückseite ist bis auf unzusammenhängende Zeichenreste abgebröckelt, die die Wiedergabe nicht lohnen.

Nr. **4**. Schülertafel mit zahlreichen, leider oft nicht mehr lesbaren Glossen. Das Exemplar bucht Auszüge der 1. und 3. Tafel der Serie.

Zu Rs. Zz. 35—39 vgl. Nr. 2 (der Ausgabe), Kol. V, Zz. 34 ff. Zu Rs. Zz. 40—42 vgl. KAR 203, Rs. IV—VI, Zz. 40 ff., Nr. 22 (der Ausgabe), Kol. IV (ab Z. 13′) und die unter Nr. 22 angeführten Duplikate.

Nr. **5**. Bruchstück der 1. Tafel der Serie; Autographie nach Abschrift W. G. LAMBERT. Vgl. zu Z. 3′ ff. Nr. 1 (der Ausgabe), Vs. Kol. I, Z. 5 ff., Nr. 2, Vs. Kol. I, Z. 11 ff. und Nr. 4, Vs. Z. 4.

Nr. **6**. Sammeltafel, die offenbar den Text der 1. und 2. Tafel der Serie enthielt. Die beiden Fragmente gehören ohne Anschluß zum gleichen Exemplar. Die Kolumnenbreite der Vs. beträgt durchschnittlich 2,5 cm, die der Rückseite 2 cm. Von VAT 10069, dem größeren Bruchstück der Tafel, lag mir eine Umschrift E. EBELINGS vor; ich weiche jedoch in einigen Fällen von seinen Lesungen ab.

Rs. Kol. VII, Z. 68′ beginnt die 2. Tafel der Serie; vgl. Nr. 11 (der Ausgabe), Vs. Kol. I, Z. 1.

Nr. **7**. K. 4345 (CT 14,28) + K, 4398 + 4418 (CT 14,25) + K. 4564 + 8771 (CT 14,41) + K. 9948* (CT 14,37) + K. 13828* gehören zu einem, die 1. Tafel der Serie repräsentierenden Exemplar.

Ich gebe wegen des bisher unpublizierten Fragmentes K. 13828* nur die erste Hälfte von Rs. Kol. III der Tafel in Autographie wieder und bitte, für die übrigen Kolumnen die oben bezeichneten plates von CT 14 einzusehen.

Die Autographie nach Abschrift W. G. LAMBERT, dem ich auch die Angaben über die Zusammenschlüsse verdanke.

Nr. **8**. Auszüge dieses Textes, der entweder mit Nr. 2 (der Ausgabe), Vs. Kol. I, Z. 31 ff. parallel läuft, oder besser zur 2. Tf. (s. Nr. 11, Kol. II Zz. 6 ff.) zu stellen ist, gab C. BEZOLD, *Catalogue* IV p. 1922; vgl. auch A. UNGNAD, *Subartu*, p. 99.

Nr. **9**. Kleines Bruchstück der 1. Tafel. Autographie nach Abschrift W. G. LAMBERT. Es schließt, wie ich nachträglich sehe, direkt an K. 4354 (CT 14,18), Rs. Kol. III an[2]); damit gewinnen wir den oberen Rand der betreffenden Tafel. K. 4354, Rs. Kol. III:

Z. 3′ (jetzt Z. 7) Ú. A. ŠI. A. ŠI. : ^ú^*bal-t* [*u*]
Z. 4′ (jetzt Z. 8) ^ú^*aš-ka-di* : ^ú^*bal-t* [*u*]
Z. 5′ (jetzt Z. 9) ^ú^*uš-u_5-ri-ḫu* : ^ú^*a-mu-m* [*eš-tu*]

Vgl. zu Z. 4 der Nr. 6 (der Ausgabe), Rs. Kol. VI, Z. 9′; dazu s. Duplikat K. 267 + (4180 B) + 6069 (CT 14,22), Kol. VI/V, Zz. 30 ff.

Nr. **10**. Fragment mit Zeilenresten von Vorder- und Rückseite; fraglich, ob hierher gehörend.

---

1) Ist der waagerechte Keil wirklich *ina* zu lesen?

2) W. G. LAMBERT hat den join an Hand der Originale im Britischen Museum bestätigt.

Nr. 11. Gemäß Unterschrift 2. Tafel von ú.uru.an.nu: ${}^{\acute{u}}$*mal-ta-kal.* Gibt als Stichzeile zur 3. Tafel: GIŠ. SUḪ. SÉŠ: *ina* (?) *zibbat* (KUN) *šikkî* (^{d}NIN. KA_6).

Die von mir zur Autographie benutzten Grabungsphotos Ass. 237 und Ass. 240 geben die Tafel in besserem Erhaltungszustand wieder. — Der Text ist von R. C. THOMPSON, *A Dictionary of Assyrian Botany*[1]) und *A Dictionary of Assyrian Chemistry and Geology*, p. 227, in Umschrift ohne Kolumnenangabe und Zeilenzahl mitgeteilt worden.

Nr. 12. 3. Tafel der Serie. Erstveröffentlichung des Textes ohne die beiden Zusatzstücke (VAT 9817b*[2]) und Vat 16461*) durch L. MATOUŠ, LTBA I Nr. 88. Umschriften einzelner Textabschnitte verdanken wir B. LANDSBERGER, *Die Fauna des Alten Mesopotamien*, p. 39 ff. und E. EBELING, MAOG X, 2 p. 92ff.

Nr. 13. Fragment der 3. Tafel der Serie, K. 4431* als Einzelbruchstück in CT 14,27 publiziert.

Nr. 14. bietet Auszüge der 3. Tafel der Serie.

Nr. 15. Fragment der 3. Tafel der Serie; zum gleichen Exemplar gehört ohne Anschluß Sm. 1071 (s. Th. J. MEEK, RA 17 p. 181 f.) Autographie nach Photo und Abschrift W. G. LAMBERT.

Nr. 16. Fragment der 3. Tafel der Serie; K. 4140A* als Einzelbruchstück in CT 14,28 veröffentlicht.

Nr. 17/18. Fragmente der 3. Tafel der Serie.

Nr. 19. Fragment der 3. Tafel der Serie; die erste Kol. der Tafel wird durch K. 4163* (CT 14,42) repräsentiert, das direkt an K. 274* + 5986* + Zusatzstück K. 8764* anschließt. Autographie nach Abschrift W. G. LAMBERT.

Nr. 20. Fragment der 3. Tafel der Serie.

Nr. 21. Fragment eines Vokabulartextes (nach äußeren Indizien aus der Bibliothek *Tiglatpilesers* I. stammend), der auf der hier nicht autographierten Vs. die Ideogramme ŠILIG, BÚR und IGI abhandelt. Die Rückseite des Bruchstückes erweist sich als Duplikat zur 3. Tafel der Serie ú. uru. an. na: ${}^{\acute{u}}$*mal-ta-kal.* Vgl. vorläufig B. LANDSBERGER, *Die Fauna des Alten Mesopotamien*, Beilage 3, p. 42.

Nr. 22. Größeres Bruchstück der 3. Tafel der Serie. Kol. I, II (bis Z. 5): Kommentar zu Krankheitsbezeichnungen; Kol. II, (Zz. 6—42), Kol. III und Kol. IV (bis Z. 11′): 3. Tafel uru. an. na; Kol. IV (ab Z. 13′) teilweises Duplikat zu KAR 203, Kol. IV—VI, Z. 40 ff., K. 8406 (CT 39,8), Vs. Zz. 6—16, K. 2882 (CT 39,9). Vs. Zz. 1—10 [die beiden letztgenannten Texte in Bearbeitung bei F. NÖTSCHER, *Die Omen-Serie šumma âlu ina mêlê šakin*, Orientalia Nr. 51—54 p. 106 f.] und Nr. 4 (der Ausgabe) Rs. Zz. 40—42.

Nr. 23. Fragment zur 3. Tafel der Serie; K. 9160* als Einzelbruchstück in CT 14,33 veröffentlicht. Duplikat zu K. 4381* (II R 30,2, Z. 7′ff.) Autographie nach Abschrift W. G. LAMBERT.

Nr. 24/25. Fragmente zur 3. Tafel der Serie.

Nr. 26. fraglich, ob zur 3. Tafel der Serie gehörig.

Nr. 27. Stark abgeriebenes und verkrustetes Exemplar eines pharmakologischen Tafelwerkes.

Nr. 28. Pharmakologisches Tafelwerk [úš. u]r. maḫ: *mê* (A.MEŠ) *šá libbi* [^{giš}*bi-ni*]; vgl. hierzu die Unterschriften der uru. an. na-Tafeln aus der Bibliothek Assurbānapli's bei R. C. THOMPSON, DAB p. VIII. Das kleine, unter der Ass. Fd. Nr. 17802* registrierte Fragment befindet sich in Istanbul; zur Autographie des Zusatzstückes benutzte ich Photo K(onstantinopel) 214. Teilweise Duplikate sind BM 108859 (CT 37,26. 27), K. 4199 (Th. J. MEEK, RA 17 p. 138 f.) und Nr. 29 der Ausgabe.

Nr. 29. Duplikat zu Nr. 28.

---

[1]) Vgl. etwa pp. 5, 6, 13, 25, 31, 55 etc.

[2]) Die Fragmente a, c und d von VAT 9817 gehören nicht zum vorliegenden Tafelexemplar.

Nr. 30a. Kleineres Fragment eines pharmakologischen Tafelwerkes, das ohne Anschluß zu Nr. 30b gehört. Rs. ist Duplikat zur 3. Tafel der Serie uru. an. na. Einige Auszüge des schwer lesbaren Textes sind von V. SCHEIL, RA 18 p. 5 veröffentlicht worden.

Nr. 30b. Größeres, 2-kolumniges Fragment des unter Nr. 30a genannten Textes. Rs. Kol. IV ist Duplikat zur 3. Tafel der Serie uru. an. na. Vgl. die Textauszüge in Umschrift bei V. SCHEIL, RA 18 p. 5 f.

Nr. 31. 1-kolumniges Tontafelexemplar eines pharmakologischen Werkes. Vs. ist teilweise Duplikat zu Nr. 30b, Vs. Kol. II. Vgl. die Textauszüge in Umschrift bei V. SCHEIL, RA 18 p. 4 f.

Nr. 32a. Bruchstück einer zweikolumnigen Tafel, das in Istanbul aufbewahrt wird; Autographie nach Grabungsphoto Ass. 4242 und Photos K(onstantinopel) 229/230 [hierauf fälschlich als Ass. 13955 ohne Index bezeichnet]. Die Photos sind schwer lesbar, da sie das Original in ungereinigtem Zustand zeigen. Die Kopie ist demzufolge nur bedingt zuverlässig; ich hoffe aber, daß eine intensive Beschäftigung mit dem Original die bestehenden Unklarheiten beseitigen wird. — Möglicherweise gehört dieser Text zu einem größeren Fragment, daß sich gleichfalls in Istanbul befindet und

[**Nr. 32b** die Grabungsnummer Ass. 13956^{bd} trägt. Dieses Bruchstück ist auf Grabungsphoto Assur 4680 wiedergegeben; die Photos K(onstantinopel) 494/5 und 513/14 zeigen es in zwei Teile zerbrochen].

[**Nr. 32c.** Original in Istanbul mit der Fundnummer Assur 13955^{kn} (Grabungsphoto Ass. 4132 = Photos K(onstantinopel) 215/16. Es ist Duplikat zu Nr. 32b, 81-2-4,271* (CT 14,26) und teilweise auch zu K. 4192 (CT 18,45) sowie zu K. 9964* (CT 19,39)].

Zur vorläufigen Orientierung über den Inhalt beider Texte gebe ich nachfolgend einige Auszüge; die mir zur Verfügung stehenden Photographien ermöglichen keine Autographie:

Nr. 32b = Ex. A; Nr. 32c = Ex. B; 81-2-4,271* (CT 14,26) = Ex. C K. 4192 (CT 18,45) = Ex. D

Vs. Kol. I

A	B			
|	|	8	[ ]. LA	*ra-qa-qu*
|	|	9	[ ]. MAN	*ma-ḫal-tum(tú)*
|	|	10	[ ] x. MUNU$_4$	*nu-ur-bi* MUNU$_4$
|	|	13	[ ] x. BI	*ka-bal-tum*
|	|	14	[ ]. ⌜MUNU$_4$⌝	*zi-e* MUNU$_4$
|	|	26	[ ]	*bu-bu-ul-tum*
|	|	28	[ ]. ZI	*šu-uḫ-tum*
|	|	32	[ ]	⌜*za*⌝-*an-nu*
|	‡	40	[*kit*]-*ma*	*zá*^{ga}-*bi-e* GE$_6$
|		41	[^{ú}*šá-mu*]. GE$_6$	*ak-tam*

Vs. Kol. II
A B

3	gi. zú. lum. ma	ú [ ]
8	*ḫu-la-me-su*	ú ⸢*at*⸣-]
11	ú. gu. la	[ ]
14	ú. šá. lam. bi	[ ]
24	ú*šar-na-gu*	ú*šur-nu-*[*u*]
25	ú. ḫal. li̮ (la) a. šà	úx-[ ]
28	Ú. SAL. SAL	[ ]
29	ú. ṣi	[ ]
30	ú*a-a-ár kaspi* (KU. BABBAR)	ú [ ]
31	ú*si*(*sib*)*-bur-ra-tú*	[ ]
32	ú*ur-ni-e*	[ ]

Rs. Kol. III
A B C D

2′	šem. guškin	[ ]
3′	ŠU. ÚḪ	[ ]
4′	*kut-pa-a*	*gu-*[*uḫ-lu*]
5′	Ú. NÍG. SUM. SUM	ú [ ]
*5a′	⸢Ú⸣. NÍG. kud. da	ú [ ]
6′	Ú. ḪA. ḪI. IN	ú*pu-qut-t* [*u*]
7′	[ ].GAL	ú*ur-*[ ]
8′	ŠID. TA	*tuš-pi-*[ ]
9′	ú*ḫa-di-lu*	ú*pa-*[ ]
10′	*bar-ri-šú* (*šu*)	KU-*sú* [ ]
11′	*ba-qi-qa-tú* (*tu*)	*du-li-qa-*[*tu*]
12′	Ú. ŠAR. DA	*i-za-na-*[*'u*]
13′	GUR. DÙ	*tur-du*
19′	*áš-šul-tú*	*a-*[ ]
20′	*pa-lu-ur-tú*	⸢*kan*⸣*-*[ ]
30′	KA. ŠUR	[ ]

Rs. Kol. IV (teilweises Duplikat zu Nr. 32a, Rs. Kol. IV)
B

6′	[ ]	*iš-bab-tu*
7′	[ ]	*su-pa-lu*
8′	[ ]	*šup-pa-tú*
9′	[ ]	*šu-mut-tú*
10′	[ ]	do.
11′	[ ]	*šab-bi-lum*
12′	[ ]	⸢*š*⸣*ib-bur-ra-tú*
13′	[ ]	*la-ar-*⸢*du*⸣

B. Anhang

Nr. 33. Drogen(bzw. Pflanzen)beschreibung mit medizinischen Anweisungen. Text der Serie Ú GAR-*šú* „das Aussehen der Pflanze ist (folgendermaßen)"; vgl. zur Serienbezeichnung KAR 44, Rs. Z. 3. Für Textauszüge s. meinen Aufsatz AfO XVI, 1 p. 52 ff.

[Zwei weitere, verhältnismäßig große Stücke dieser Tafelfolge sind in Sultan Tepe aufgefunden worden; ich danke Herrn O. R. GURNEY sehr für die mir zur Einsicht überlassenen Photographien dieser Texte.]

Nr. 34a. Duplikat zu Nr. 33 (der Ausgabe).

Nr. 34b gehört ohne Anschluß zu Nr. 34a.

Nr. 35. Kleines Fragment mit weißem Tonüberzug; nach äußeren Indizien aus der Bibliothek *Tiglatpilesers* I. stammend. Zum Inhalt des Textes vgl. die Nummern 33—34b (der Ausgabe).

Nr. 36. Inventar über die Ordnung einer Apotheke; nach frdl. Mitteilung B. LANDSBERGERS „wohl mit dem Werte einer Instruktion. *ḫaṭṭu* bedeutet hier etwa „Regal"; die Drogen liegen im oberen, zweiten, dritten etc. Fach, oder sie befinden sich, soweit sie sich im liquiden Zustand befinden, in Gefäßen".

Neben dem Original wurde das Grabungsphoto Ass. 4005 S zur Herstellung der Autographie benutzt.

Nr. 37. Fragment der 3. Tafel ḪAR. ra : *ḫubullu*. Vgl. B. MEISSNER, MVAeG 1913, 2 p. 21 ab Z. 31.

Nr. 38. Fragment der 17. Tafel ḪAR. ra : *ḫubullu*.

Vs. Kol. I ist Duplikat zu S. 8* (CT 14, 38); Rs. Kol. III ist Duplikat zu S. 387 (CT 14, 29), Nr. 39 (der Ausgabe) und VAT 10 221* (LTBA I, 54) Kol. II, Z. 1 ff.

Nr. 39. Fragment der 17. Tafel ḪAR. ra : *ḫubullu*; gehört ohne Anschluß zur gleichen Tafel, die durch VAT 10 221* (LTBA I, 54) und VAT 11 046 (Nr. 43 der Ausgabe) repräsentiert wird. Duplikat zu Nr. 38, Kol. IV, Z. 13′ ff.

Nr. 40. Fragment der 17. Tafel ḪAR. ra : *ḫubullu*.

Z. 4′ zu [ú. si. s] á : *sa-du-ur-nu-*[*u*] (= *šurdunû*)
Z. 6′ zu [ú. šà]. gi : *pu-ug-*[*lu*]
Z. 7′ zu [ú. g] a. tin : do.
Z. 10′ zu [še. gú. ninda]. ur_5. ra : *kiš-si-*[*nu*]
zu ergänzen nach der 2. Tafel der Serie uru. an. na.

Nr. 41. Fragment der 17. Tafel ḪAR. ra : *ḫubullu*.

Nr. 42. Fragment der 17. Tafel ḪAR. ra : *ḫubullu*; neubabylonisch.

Nr. 43. Fragment der 17. Tafel ḪAR. ra : *ḫubullu*; gehört ohne Anschluß zu VAT 10 221* (LTBA I, 54) und Nr. 39 (der Ausgabe). Teilweises Duplikat zu CT 19, 50 und S. 1316* (CT 14, 35).

Nr. 44. Kleines Fragment, dessen Einordnung mir vorläufig nicht gelungen ist.

Nr. 45. Neubabylonische Schülertafel. Autographie nach Photo Babyl. 1547; Rückseite wahrscheinlich unbeschrieben, da nicht photographiert. Das Original befindet sich nicht in Berlin.

Nr. 46. Schülertafel; Rückseite unbeschrieben.

Auszüge aus ḪAR. ra : *ḫubullu*.

Nr. 47. Schülertafel; Rückseite unbeschrieben.

Auszüge aus ḪAR. ra : *ḫubullu*.

VERZEICHNIS DER TAFELN

Publikations-Nr.	Museums-Nr.	Original in	kopiert nach
1	VAT 10 070 + 10 160 + 10 734 + Ass. Fd. Nr. 4312 f	Berlin Istanbul	Original Photo K(onstantinopel) 179/180
2	VAT 13 769 + 13 780 + 16460* + o. A.[1] VAT 14 112*[2]	Berlin	Original
3	VAT 10 738	Berlin	Original
4	VAT 13 781	Berlin	Original
5	K. 14 061*	London	Abschrift W. G. Lambert
6	VAT 10 069 + o. A. VAT 10 245	Berlin	Original
7	K. 4345 + 4564 + 8771 + 9948* + 13 828*	London	Abschrift W. G. Lambert
8	Bu. 89. — 4 — 26, 67*	London	Photographie
9	K. 13 994*	London	Abschrift W. G. Lambert
10	K. 11 238	London	Photographie
11	VAT 9000	Berlin	Original
12	VAT 9817b* + 10 171 + 16 461*	Berlin	Original
13	K. 4431* + 10 061* + 10 080*	London	Photographie
14	81 — 2 — 4, 272*	London	Photographie
15	83 — 1 — 18, 692	London	Photographie und Abschrift W. G. Lambert
16	K. 4140 A* + 11 779* + 14 886*	London	Photographie
17	K. 8782*	London	Photographie
18	K. 6548*	London	Photographie
19	K. 274* + 4163* + 5986* + 8764*	London	Abschrift W. G. Lambert
20	K. 11 380*	London	Photographie
21	VAT 10 296	Berlin	Original
22	VAT 13 794	Berlin	Original
23	K. 5447* + 7270 * + 9160*	London	Abschrift W. G. Lambert
24	K. 7202	London	Photographie
25	K. 10 508	London	Photographie
26	K. 9286*	London	Photographie
27	VAT 13 766 + 13 768	Berlin	Original
28	VAT 13 762* + 13 763* + 13 764* + 13 767* + 13 772* + Ass. Fd. Nr. 17 802*	 Berlin Istanbul	 Original Photo K(onstantinopel) 214
29	VAT 13 765	Berlin	Original
30a	EHE 328	Paris	Photographie
30b	EHE 329	Paris	Photographie
31	EHE 327	Paris	Photographie
32a	Ass. Fd. Nr. 13 956^{fm}	Istanbul	Photo K(onstantinopel) 229/30
[32b	Ass. Fd. Nr. 13 956^{bd}	Istanbul	Auszüge in Umschrift nach Photos K(onstantinopel) 494/495 u. 513/514]
[32c	Ass. Fd. Nr. 13 955^{kn}	Istanbul	Auszüge in Umschrift nach Photo K(onstantinopel) 215/216]
33	VAT 13 784	Berlin	Original
34a	VAT 12 276*	Berlin	Original
34b	VAT 11 731	Berlin	Original
35	VAT 11 601*	Berlin	Original
36	VAT 8903	Berlin	Original
37	VAT 10 415	Berlin	Original
38	VAT 9533	Berlin	Original
39	VAT 11 860*	Berlin	Original
40	VAT 10 134	Berlin	Original
41	VAT 11 328*	Berlin	Original
42	VAT 17 232	Berlin	Original
43	VAT 11 046	Berlin	Original
44	VAT 11 610*	Berlin	Original
45	BE 36 395	verloren- gegangen	 Photo Babylon 1547
46	VAT 10 602	Berlin	Original
47	VAT 13 930	Berlin	Original

[1]) o. A. = ohne Anschluß (zum gleichen Tontafelexemplar gehörig).

[2]) Ein Stern hinter der Nummer besagt, daß die andere Seite der Tontafel weggebrochen ist.

KONKORDANZ DER TEXTE

Museums-Nr.		Fund-Nr. [1])	Publikations-Nr.
VAT	8 903	Ass. 13 955er	36
	9 000	Ass. 1162	11
	9 533	Ass. 12 800	38
	9 817b* +	Ass. —	12
	10 069 +	Ass. 1330	6
	10 070 +	Ass. 4312^{f}	1
	10 134	Ass. —	40
	+ 10 160 +	Ass. 4312^{f}	1
	+ 10 171 +	Ass. —	12
+ o.A.	10 245	Ass. 1840	6
	10 296	Ass. —	21
	10 415	Ass. —	37
	10 602	Ass. —	46
	+ 10 734 +	Ass. 4428^{i}	1
	10 738	Ass. —	3
	11 046	Ass. —	43
	11 328*	Ass. —	41
	11 601*	Ass. —	35
	11 610*	Ass. —	44
	11 731	Ass. —	34b
	11 860*	Ass. —	39
	12 276*	Ass. —	34a
	13 762* +	Ass. 17 721^{ab}	28
	+ 13 763* +	Ass. 17 721^{ci}	28
	+ 13 764* +	Ass. 17 721^{cg}	28
	13 765	Ass. 17 723	29
	13 766 +	Ass. . . . . .^{ar}	27
	+ 13 767* +	Ass. 17 722^{ct}	28
	+ 13 768	Ass. . . . . .^{cw}	27
	13 769 +	Ass. 17 721^{h}	2
	+ 13 772 +	Ass. 17 721^{bz}	28
	+ 13 780 +	Ass. 17 721^{bu}	2
	13 781	Ass. 13 956^{fb}	4
VAT	13 784	Ass. 17 721^{i}	33
	13 794	Ass. 17 721^{f}	22
	13 930	Ass. 17 722^{cp}	47
+ o. A.	14 112*	Ass. —	2
	+ 16 460* +	Ass. —	2
	+ 16 461*	Ass. —	12

Museums-Nr.		Fund-Nr. [1])	Publikations-Nr.
VAT	17 232	Babyl. —	42
		Ass. + 4 312^{f}	1
		Ass. 13 955^{kn}	[32c]
		Ass. 13 956^{bd}	[32b]
		Ass. 13 956^{fm}	32a
		Ass. + 17 802*	28
		BE 36 395	45
K.	274* +		19
	4 140A* +		16
	+ 4 163* +		19
	4 345 +		7
	4 431* +		13
	+ 4 564 +		7
	5 447* +		23
	+ 5 986* +		19
	6 548*		18
	7 202		24
	+ 7 270* +		23
	+ 8 764*		19
	+ 8 771 +		7
	8 782*		17
	+ 9 160*		23
	9 286*		26
	+ 9 948* +		7
	+ 10 061* +		13
	+ 10 080*		13
	10 508		25
	11 238		10
	11 380*		20
	+ 11 779* +		16
	+ 13 828*		7
	13 994*		9
	14 061*		5
	+ 14 886*		16
Bu.	89—4—26,67*		8
	81—2—4, 272*		14
	83—1—18, 692		15
EHE	327		31
	328		30a
	329		30b

FUNDORT-VERZEICHNIS DER ASSUR-TEXTE

Fd. Nr. Assur	Fundstelle	Planquadrat d. Assur-Stadtplanes [2])
1 162	Graben 16, bei Ziqqurat	—
1 330	Graben 17, an Terassenkante	—
1 840	Ostkante Ziqqurat	—
4 312	NW-Seite auf Tempelhofpflaster	h D 3 V, SO
4 428	Tempelhof, N	h D 3 V, S
12 800	Suchgraben	d C 7 I
13 955	Pflasterniveau, assyr. Privathaus	h D 8 I, W
13 956	Pflasterniveau, assyr. Privathaus	h D 8 I, W
17 721	Suchgraben, Haus des Beschwörungspriesters	h D 8 I
17 722	Suchgraben, Haus des Beschwörungspriesters	h D 8 I
17 723	Stadtgebiet	—
17 802	Stadtgebiet	—

[1]) Die Angaben dieser Spalte beziehen sich nur auf die Berliner Texte. Verlorengegangene Fundnummern bezeichne ich mit einem Strich, bzw. mit Pünktchen, falls Index bekannt ist.

[2]) Vgl. W. ANDRAE, *Das wiedererstandene Assur*, Beilage.

TAFELN I—85

Vs. Kol. I

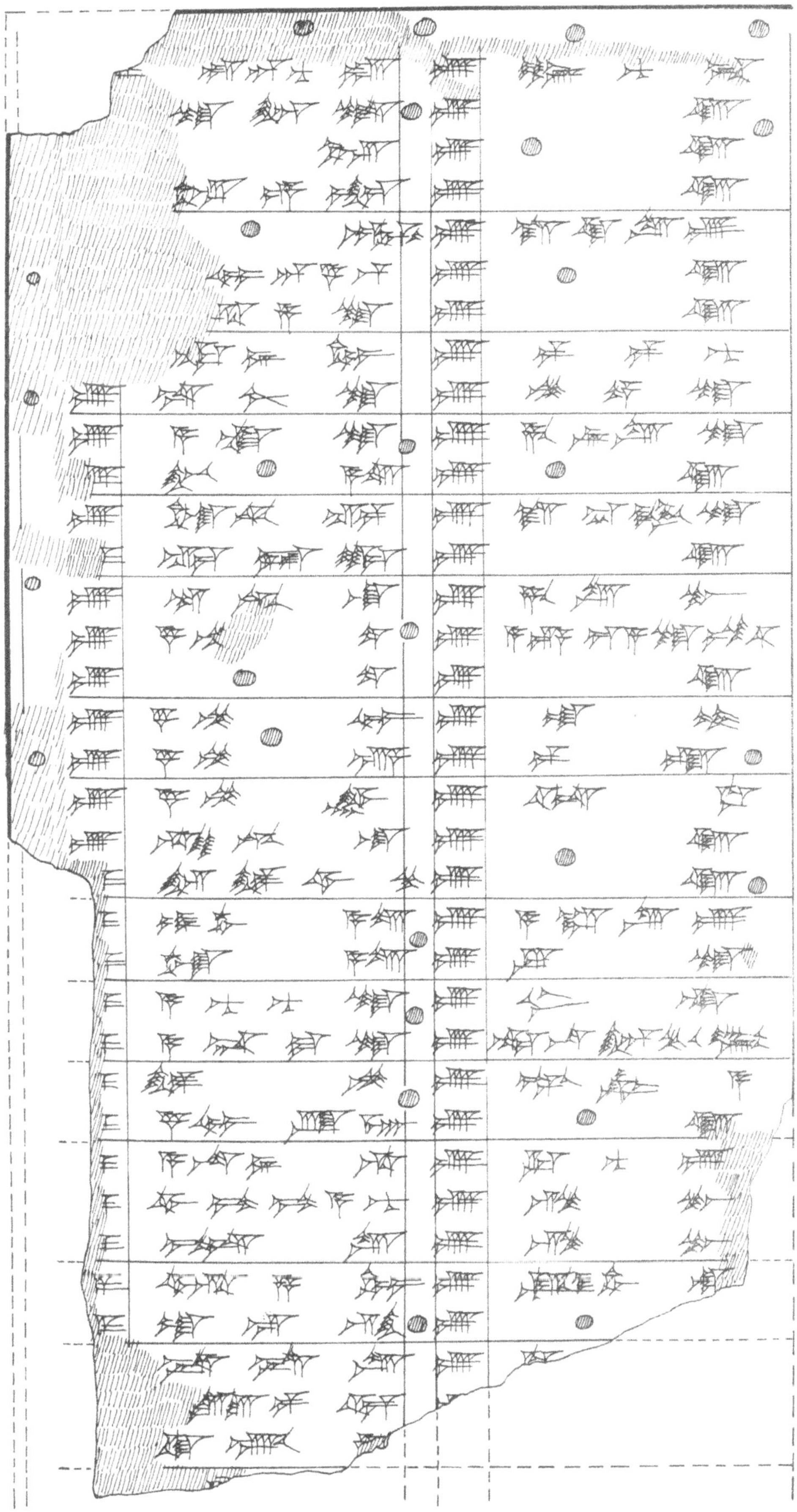

1 VAT 10070 + 10160 + 10734 + Ass. Fd. Nr. 4312[f]

Vs. Kol. II

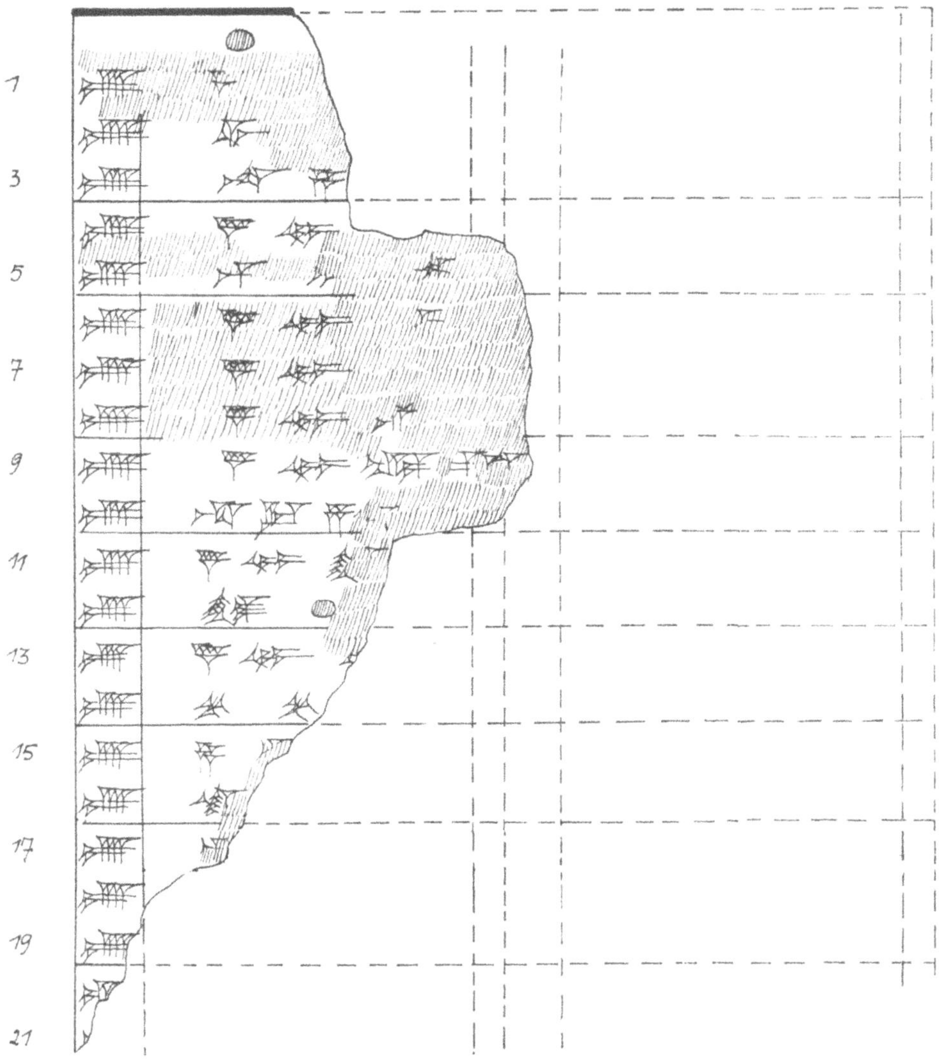

Vs. Kol. III

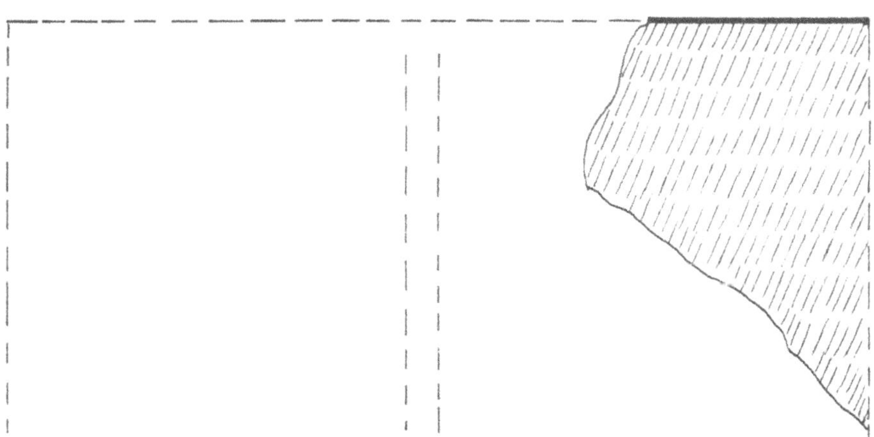

Vs. Kol. III (Fortsetzung)

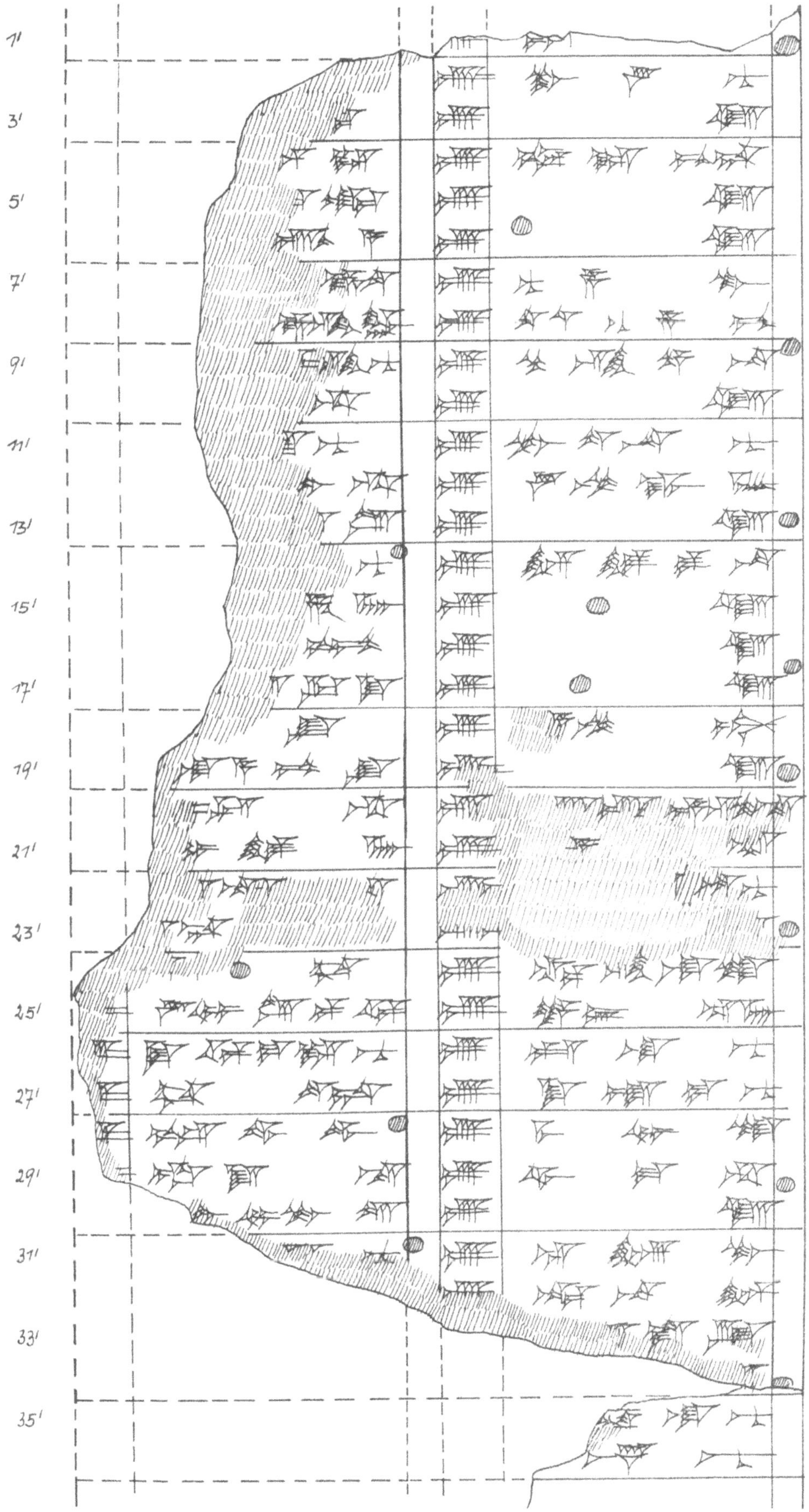

Vs. Kol. III (Fortsetzung)

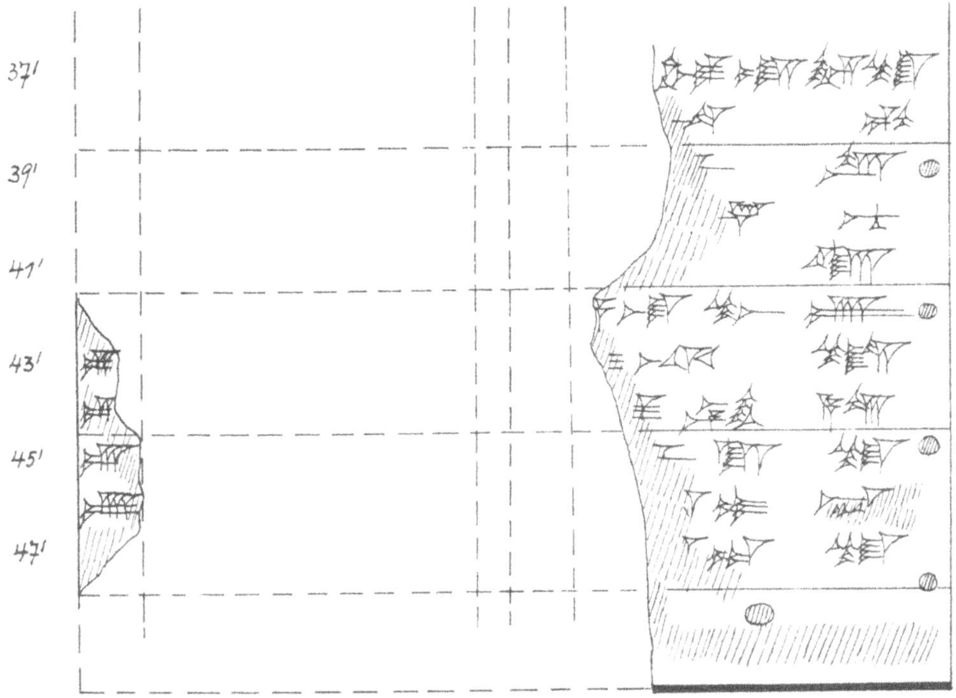

Skizze von VAT 10070 + 10160 + 10734 + Ass. Fd. Nr. 4312f

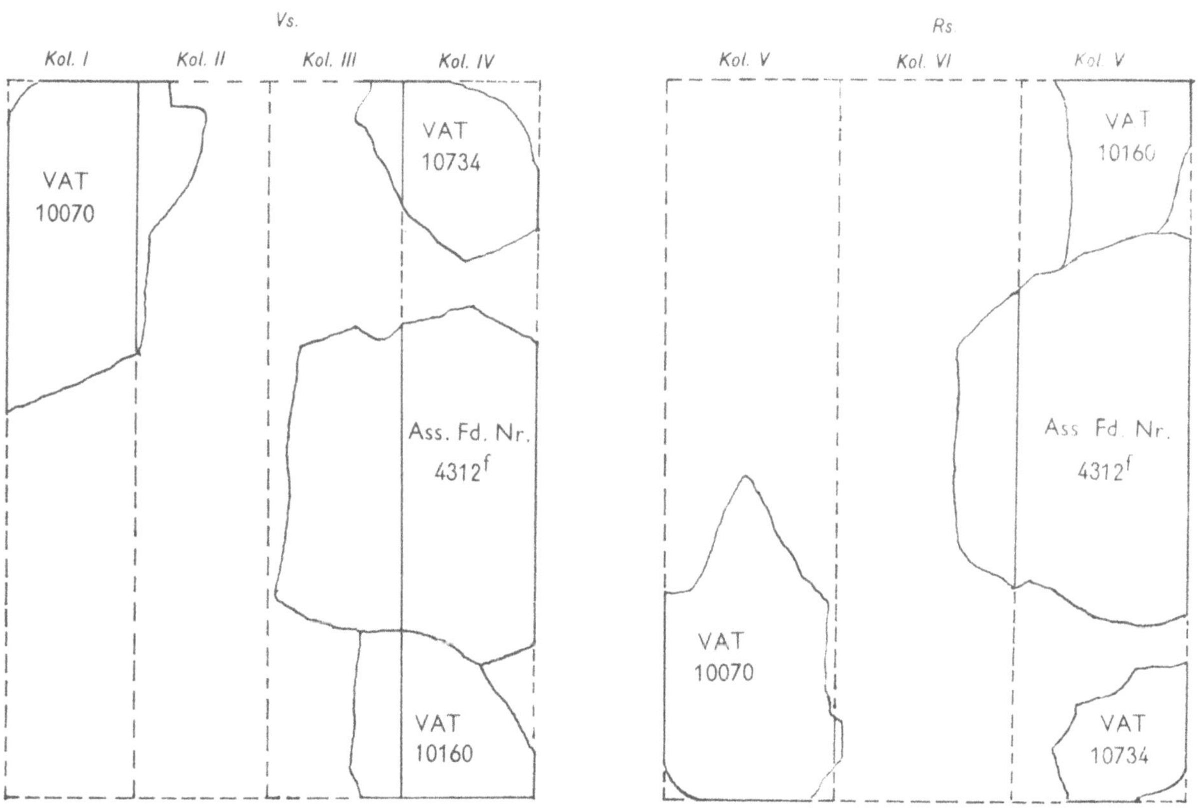

Vs. Kol. IV

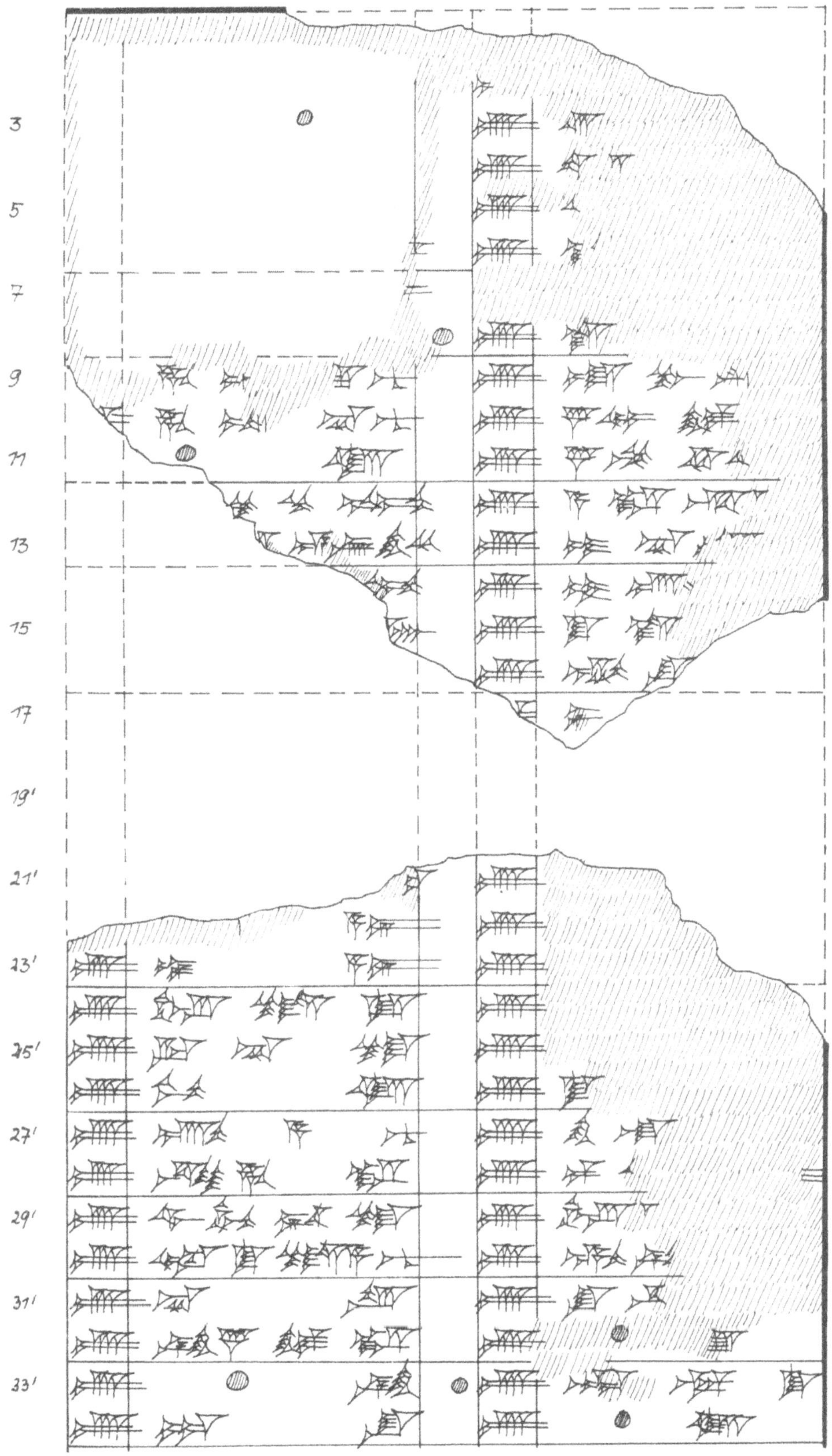

Vs. Kol. IV (Fortsetzung)

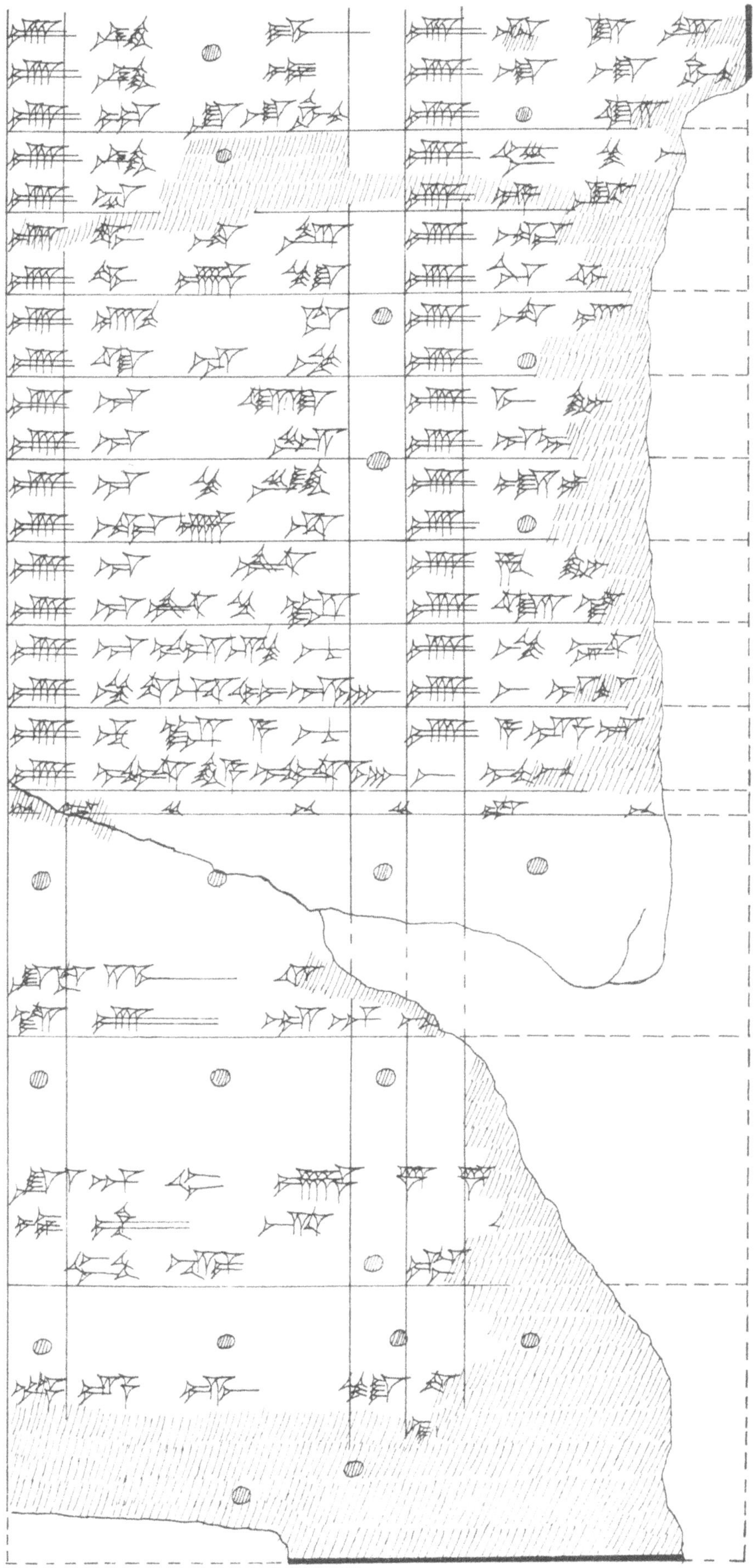

Rs. Kol. V

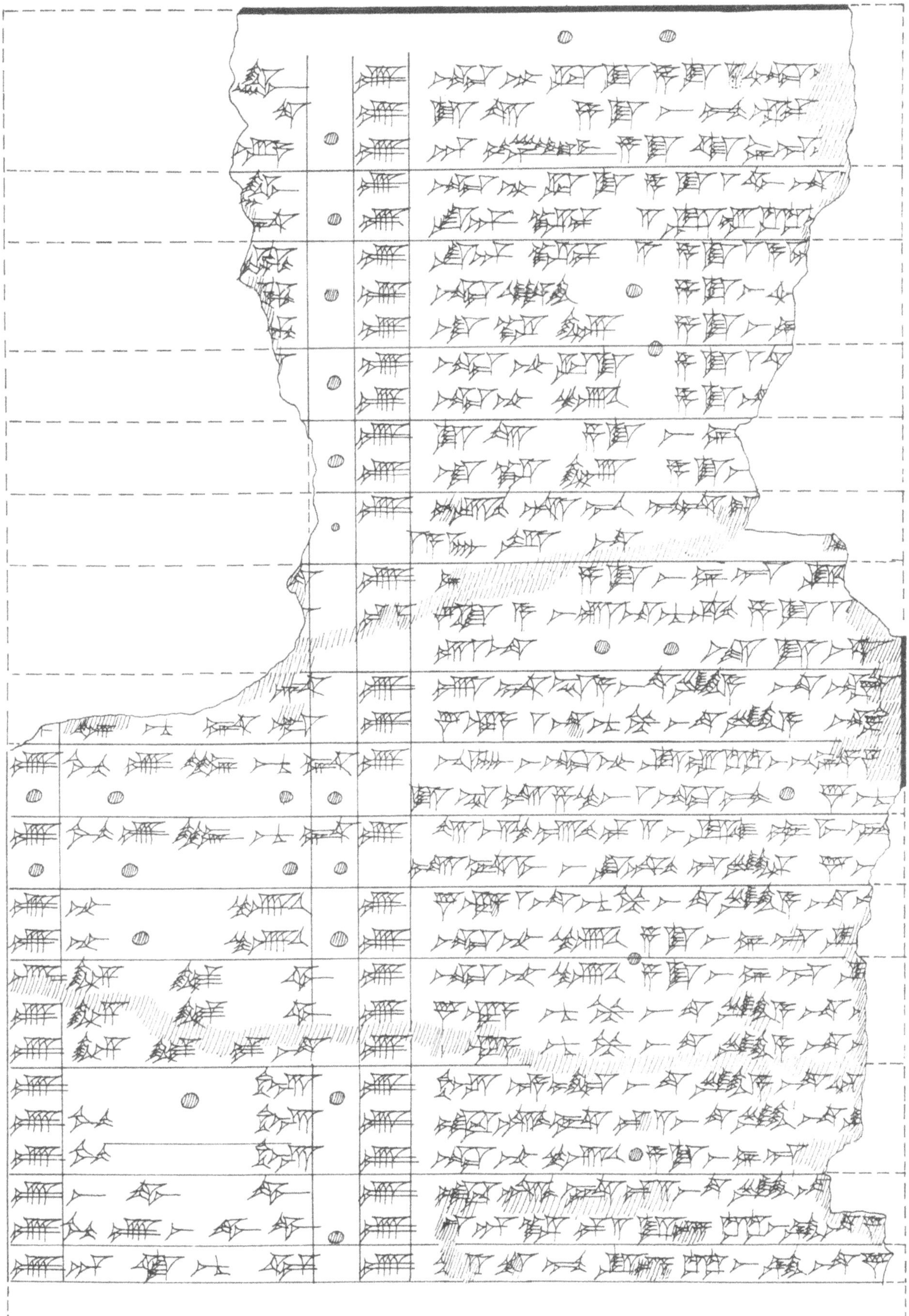

Rs. Kol. V (Fortsetzung)

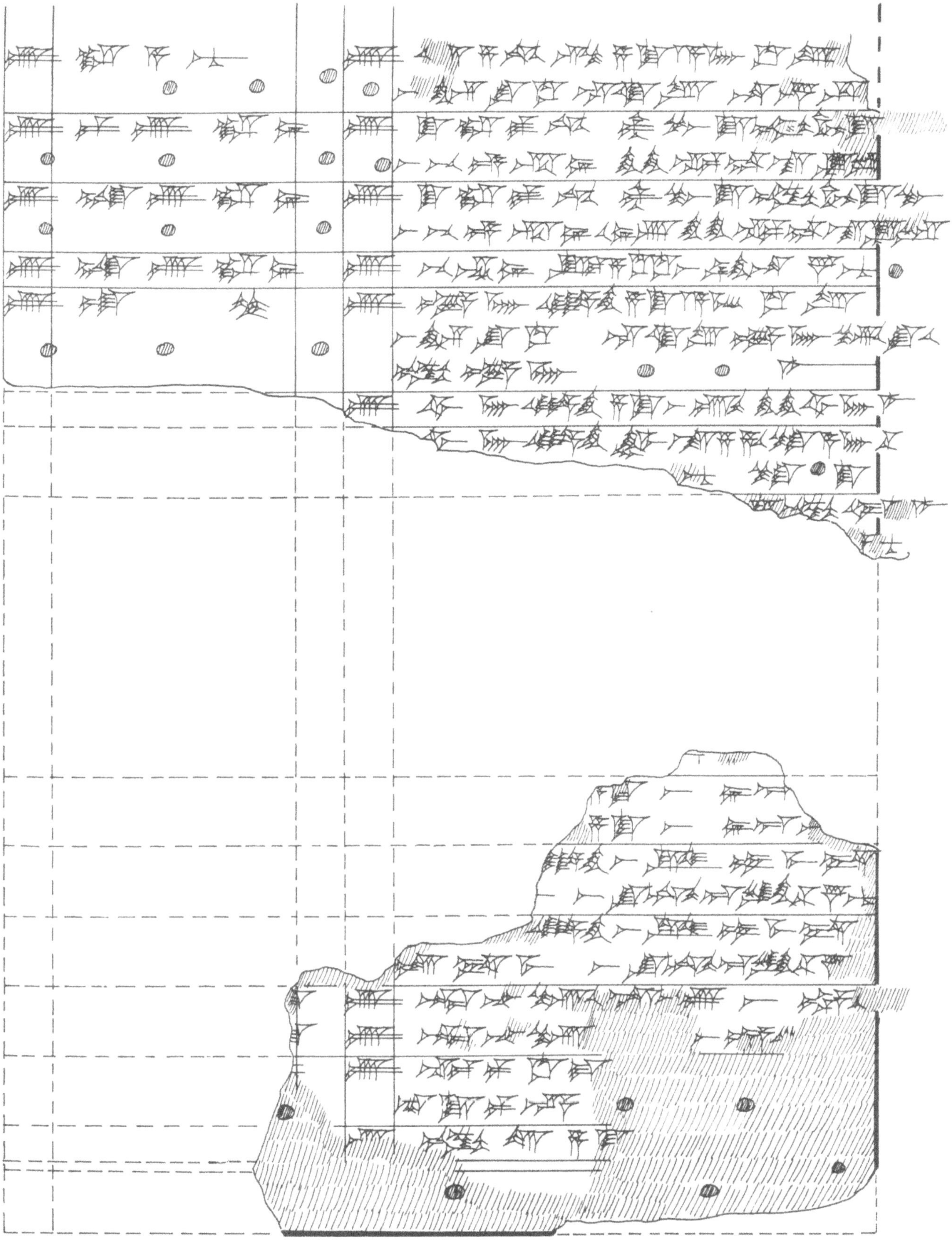

Rs. Kol. VI

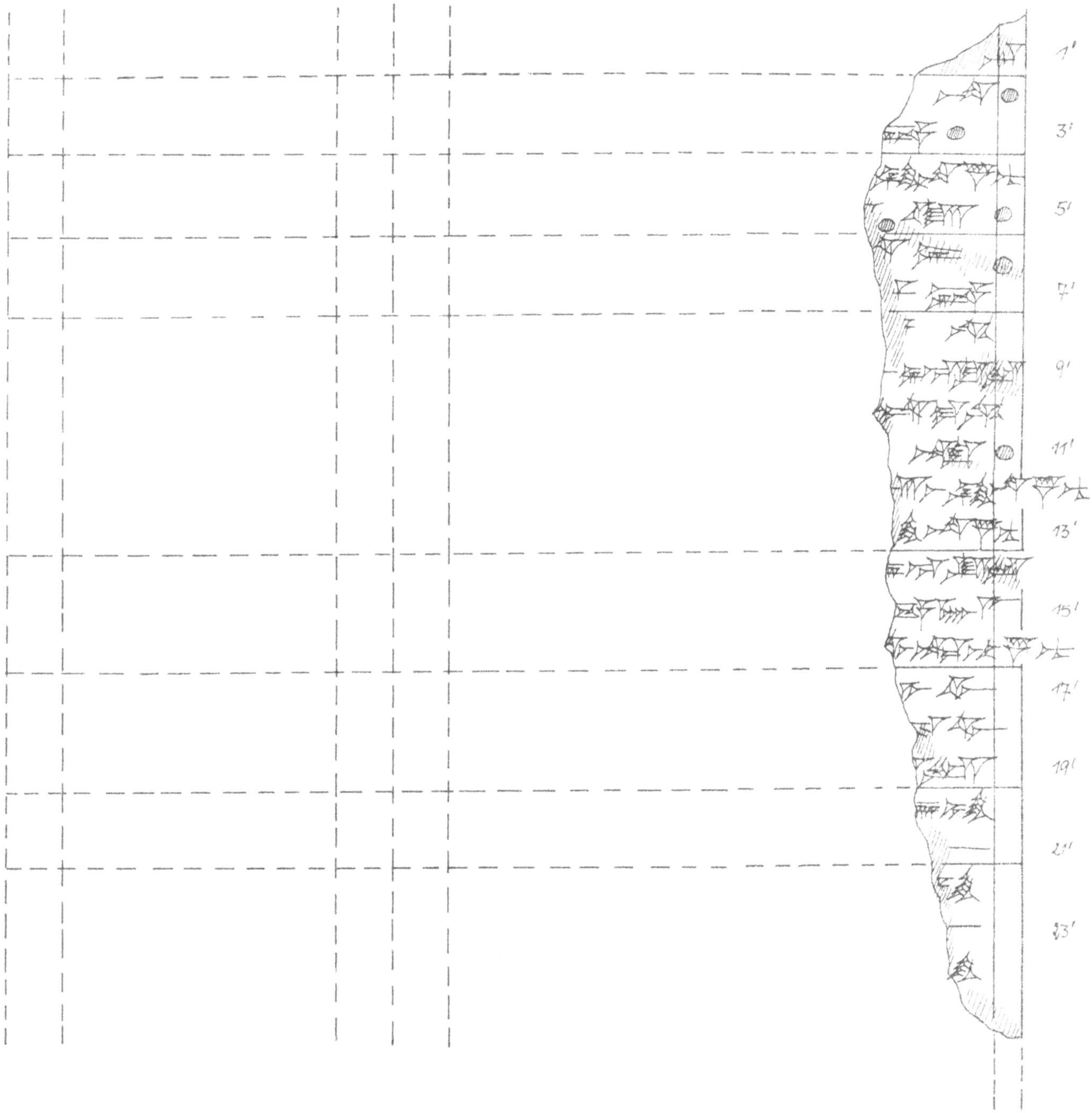

nach großerer Lücke

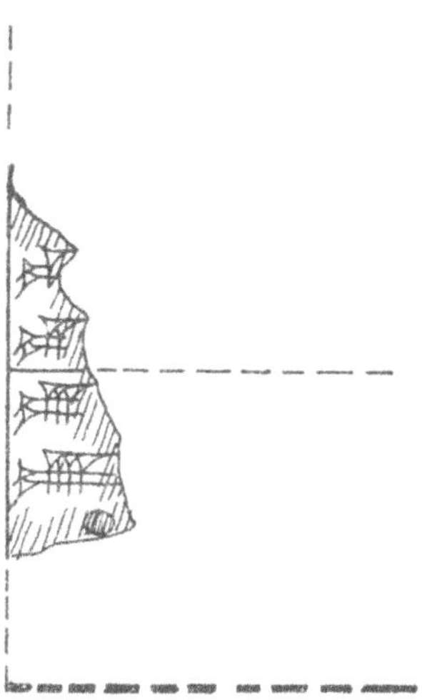

Rs. Kol. VII

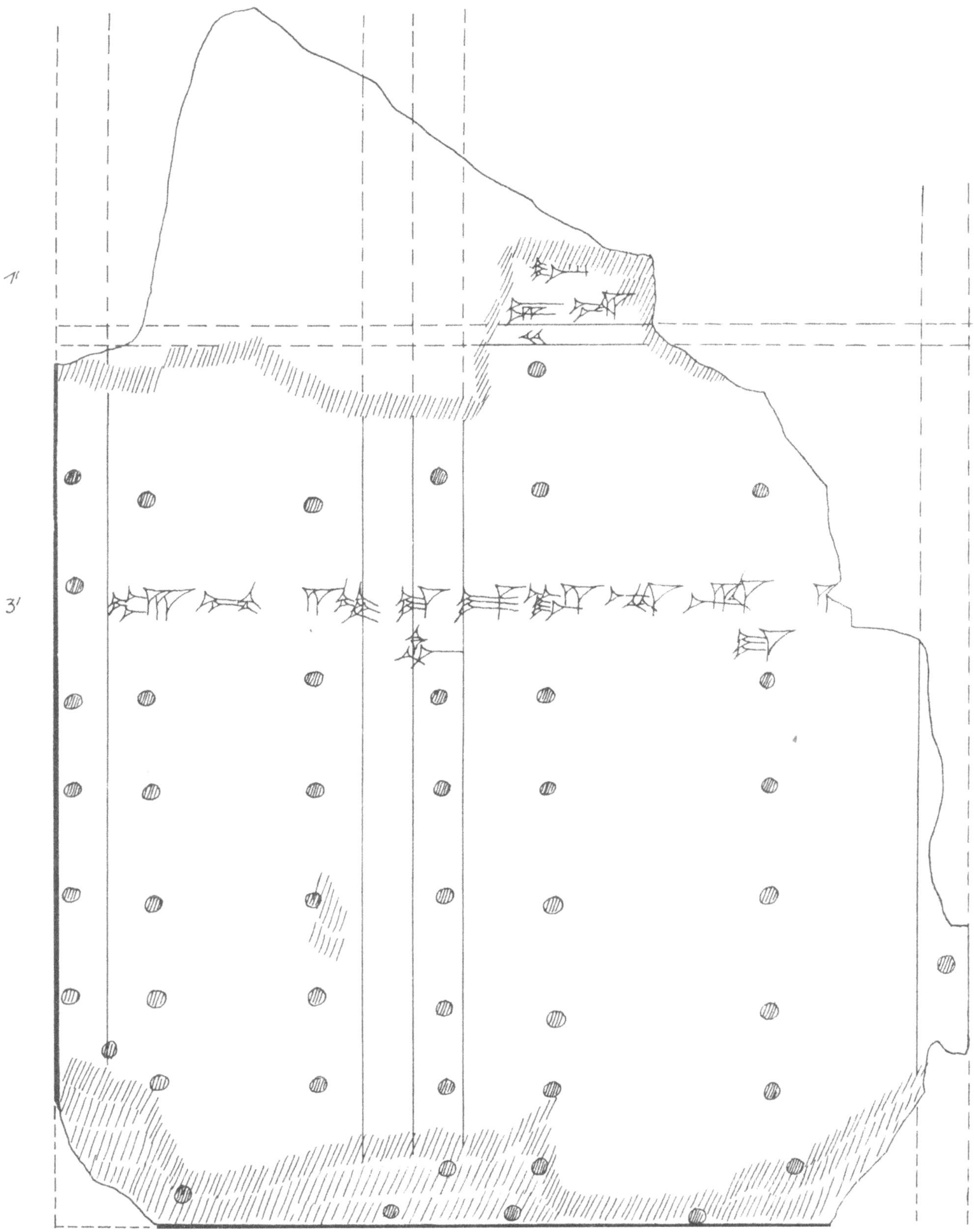

Vs. Kol. I

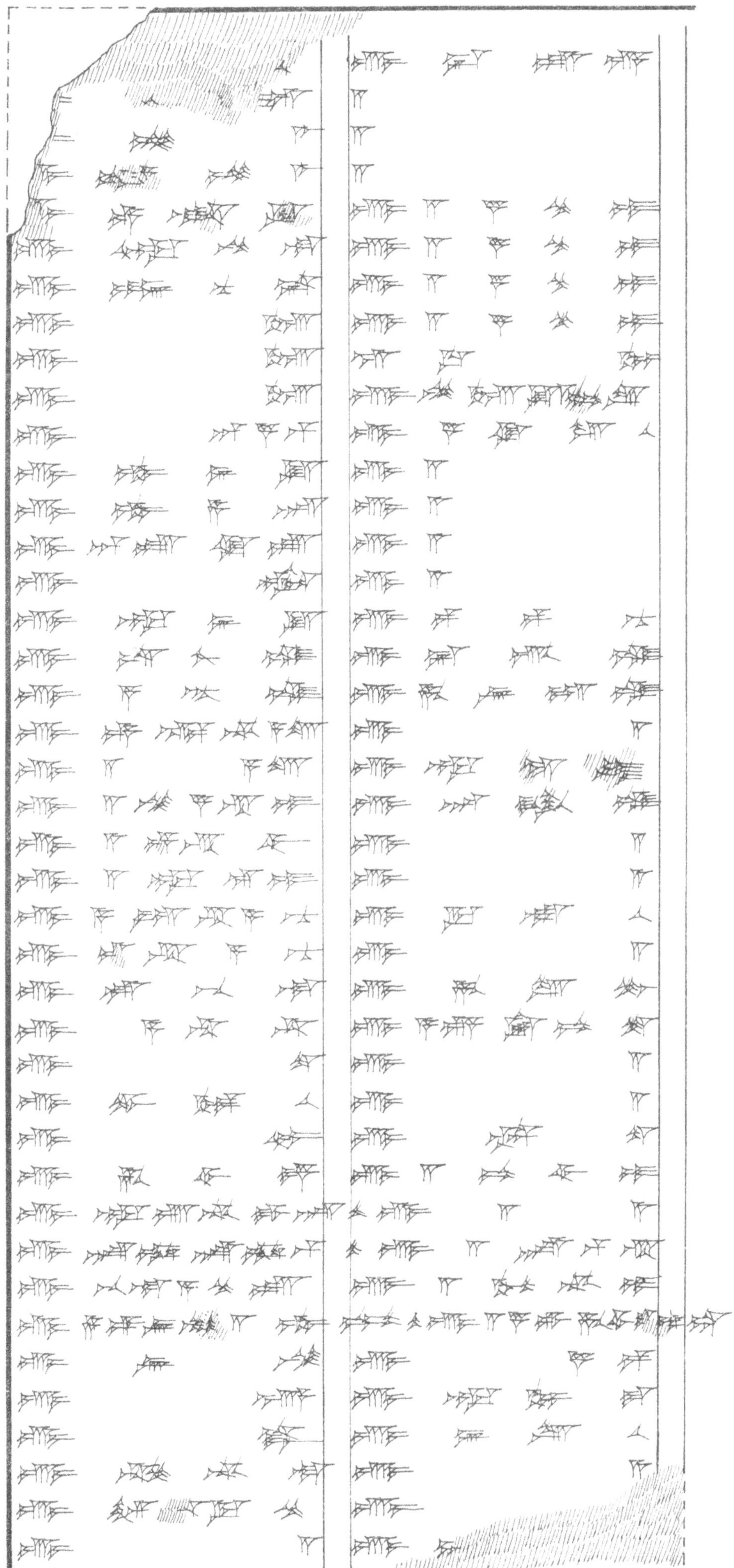

Vs. Kol. I (Fortsetzung)

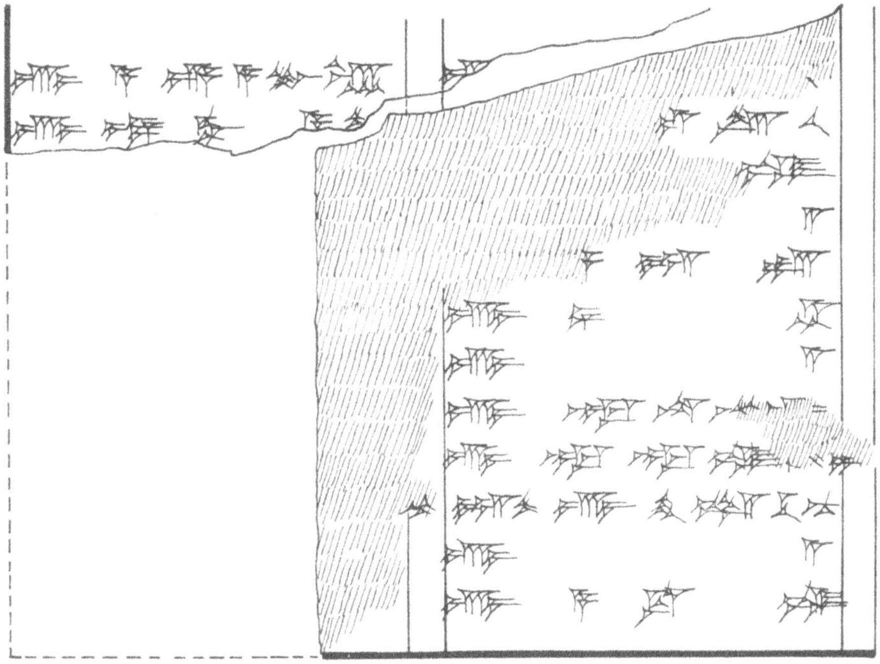

Vs. Kol. II

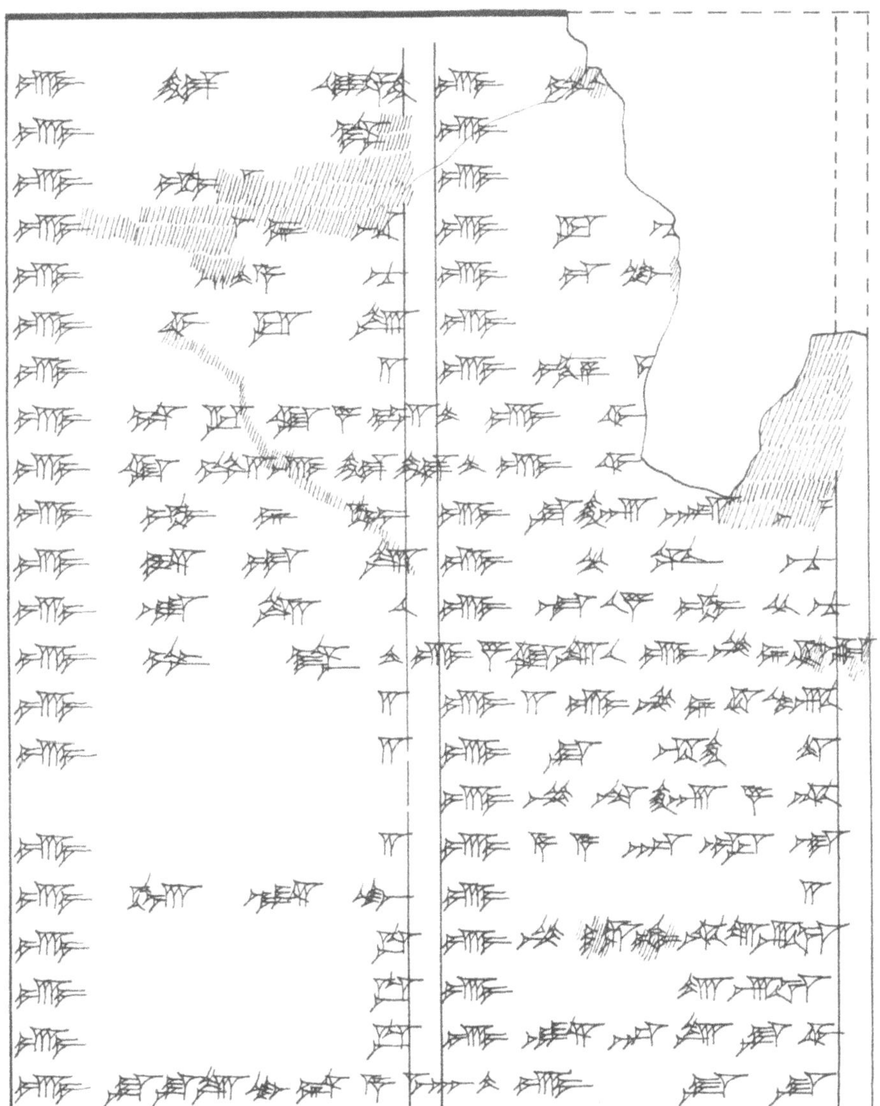

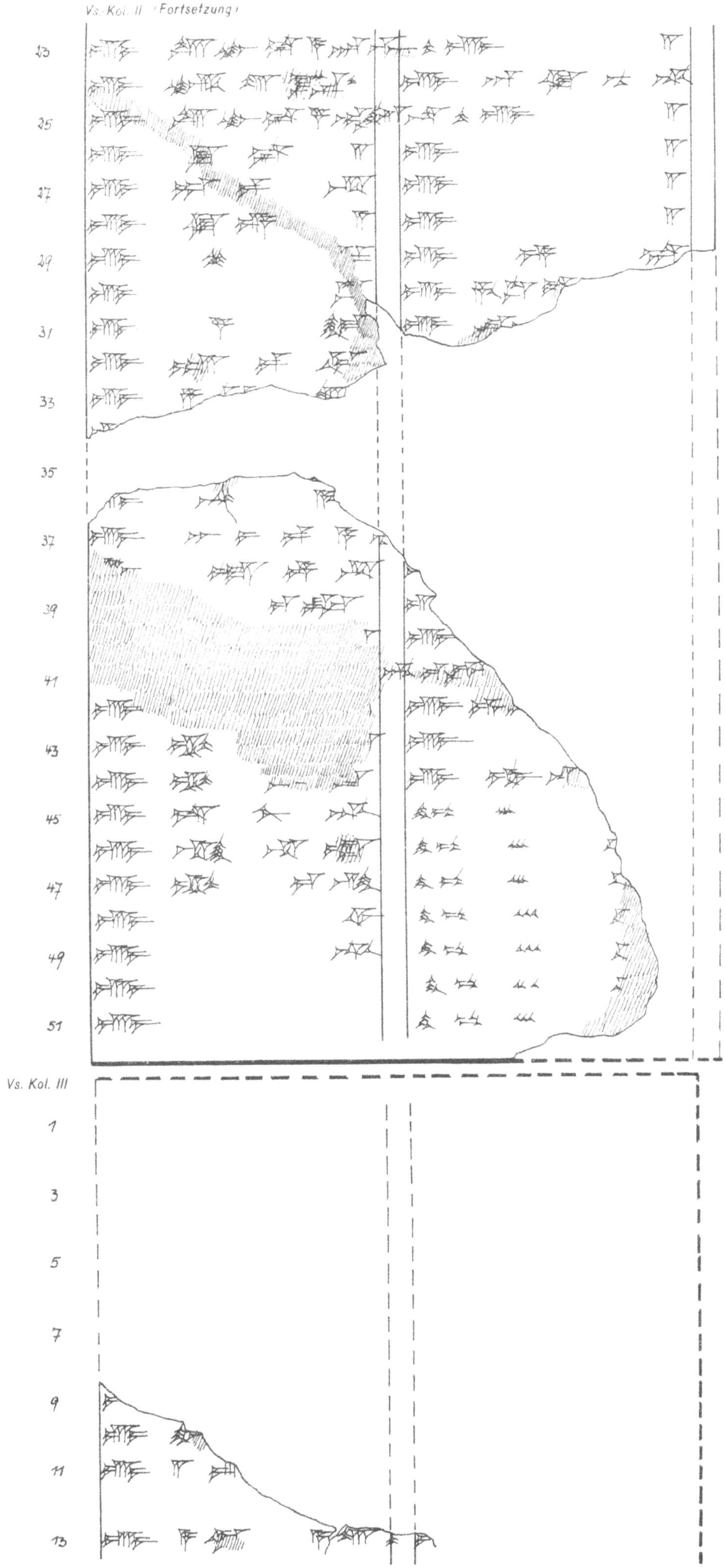
Vs. Kol. II (Fortsetzung)
23
25
27
29
31
33
35
37
39
41
43
45
47
49
51
Vs. Kol. III
1
3
5
7
9
11
13

Vs. Kol. III (Fortsetzung)

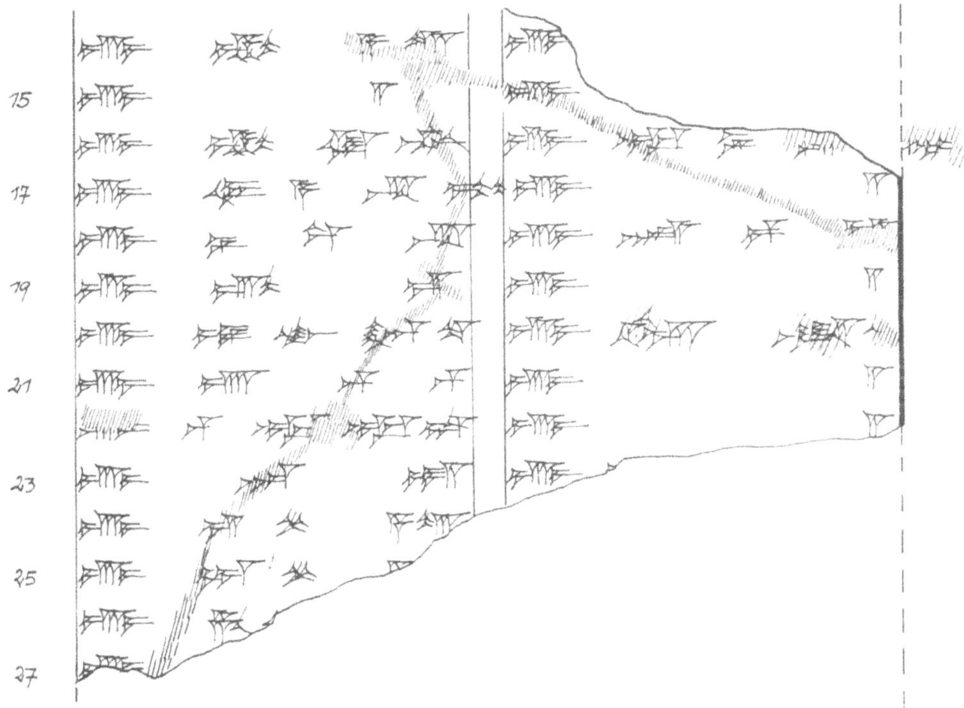

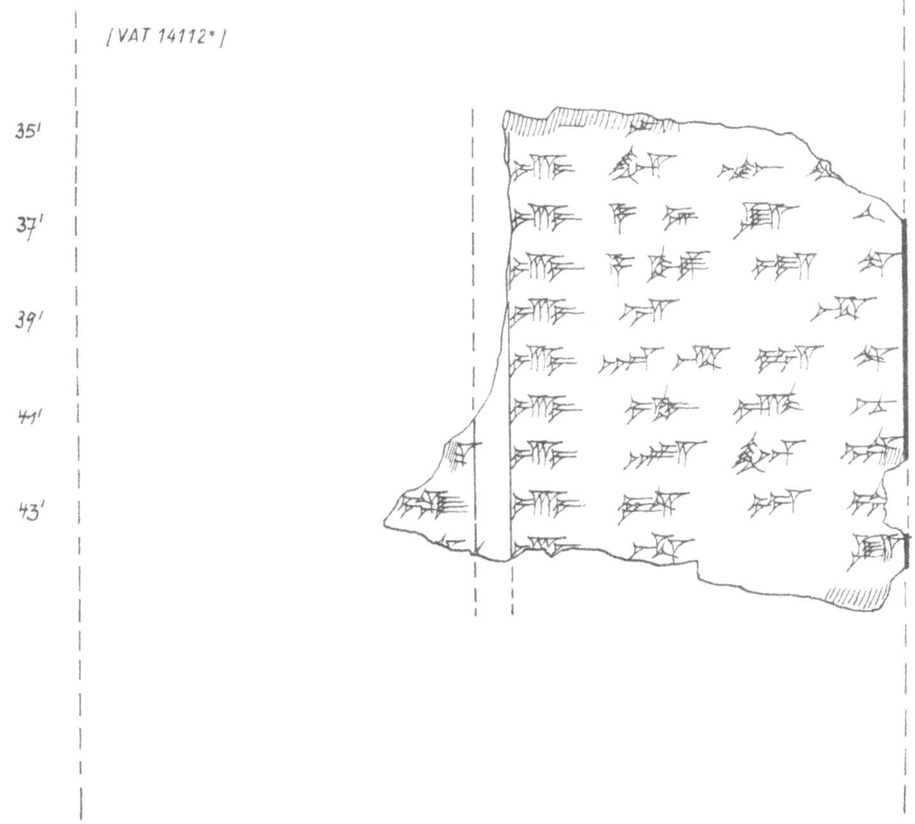

Rs. Kol. IV

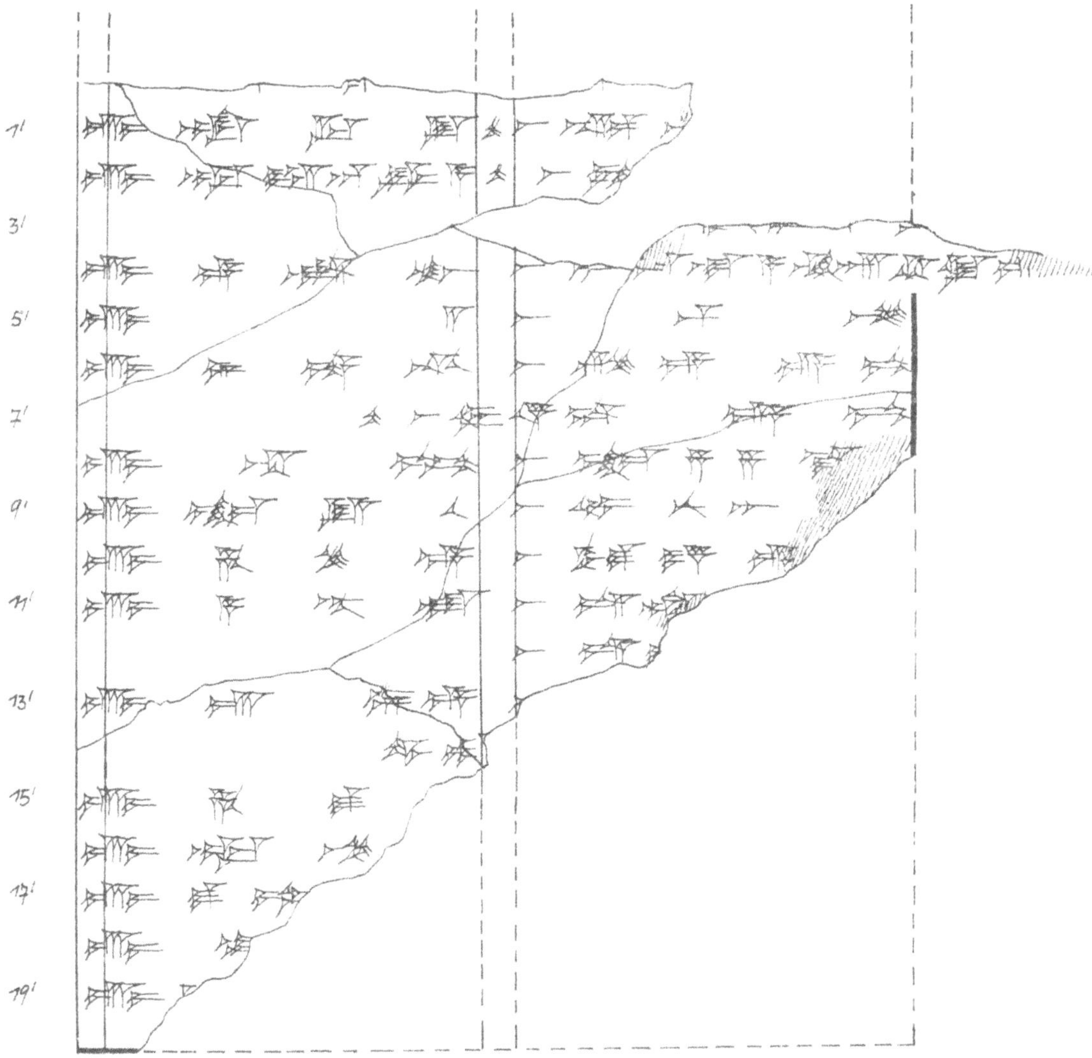

Rs. Kol. V

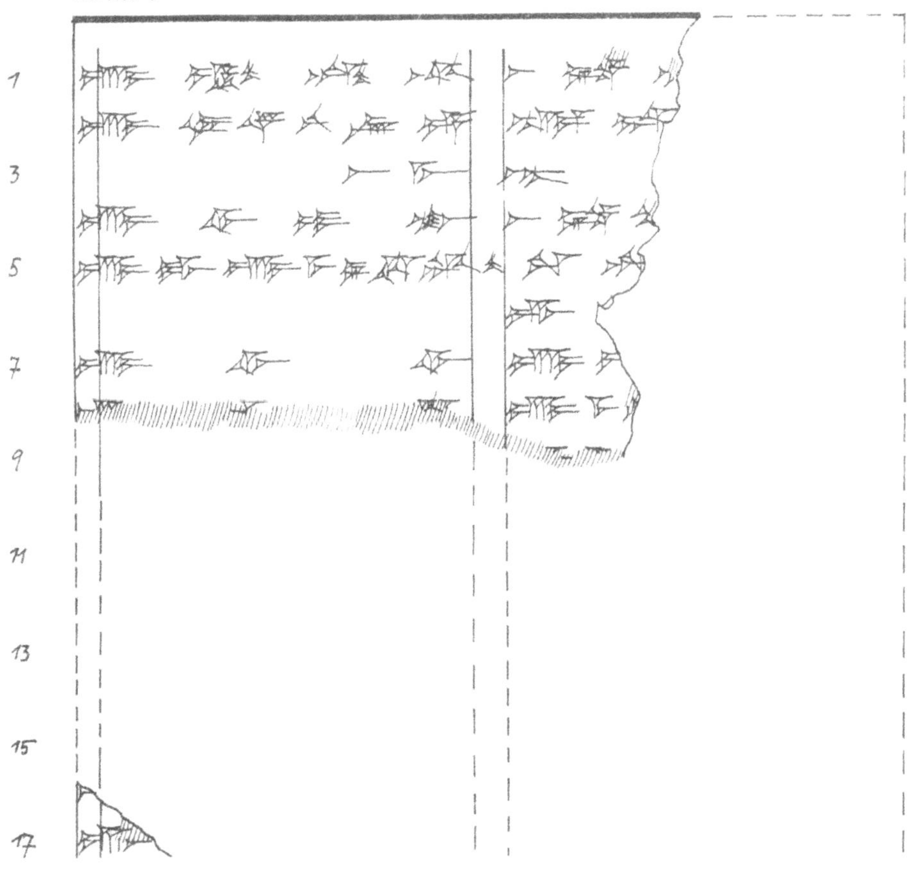

Rs. Kol. V (Fortsetzung)

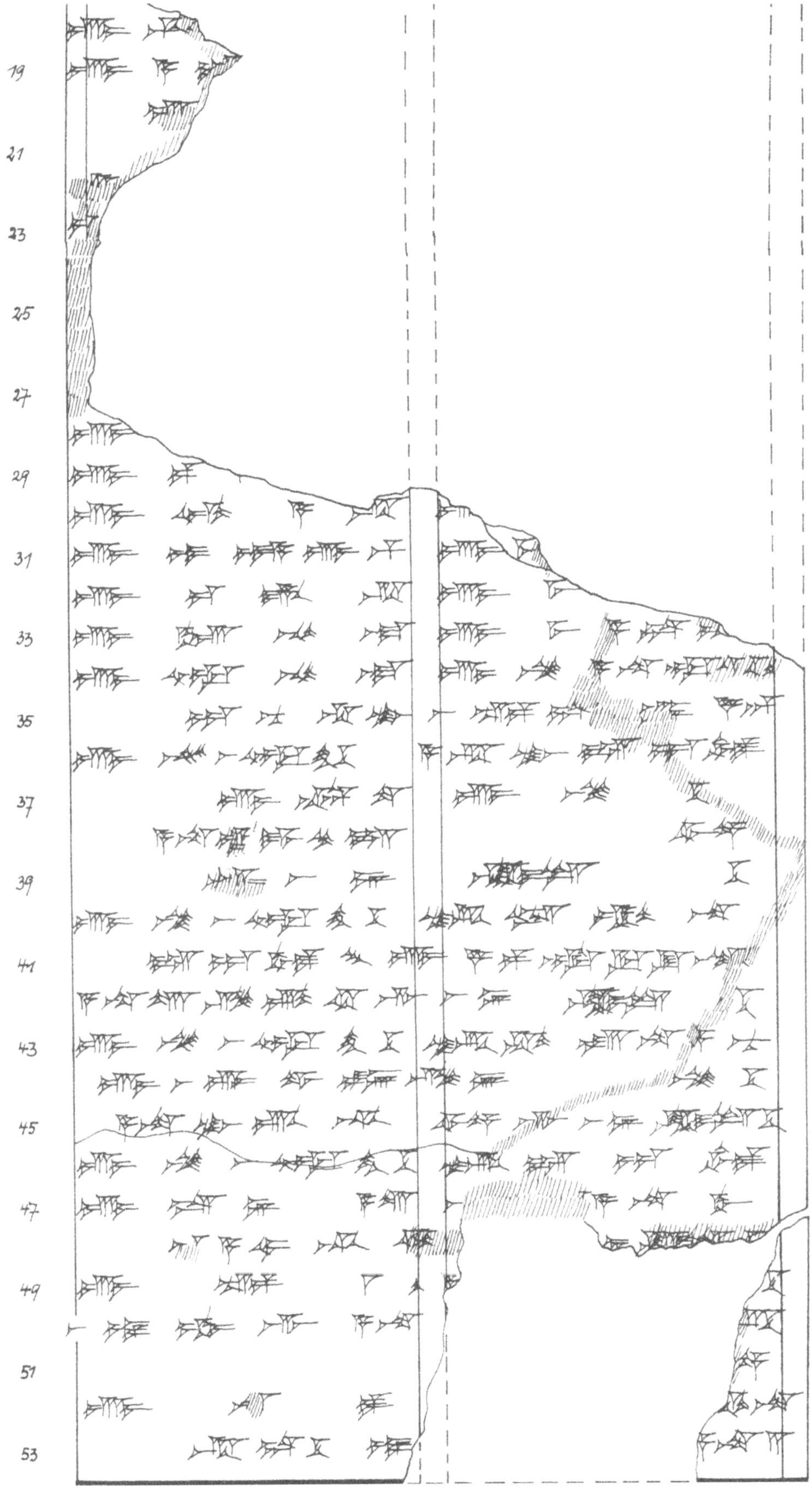

Rs. Kol. VI

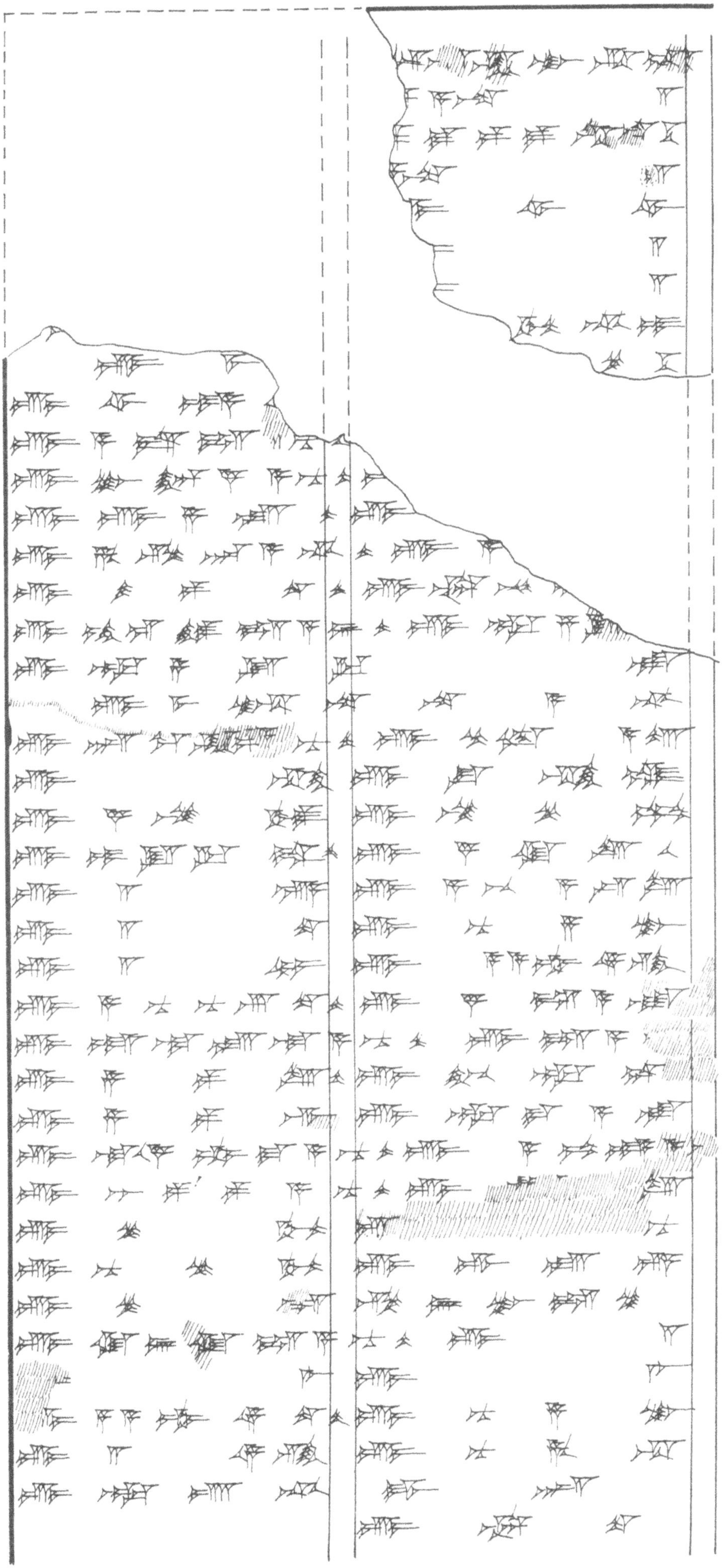

Rs. Kol. VI (Fortsetzung)

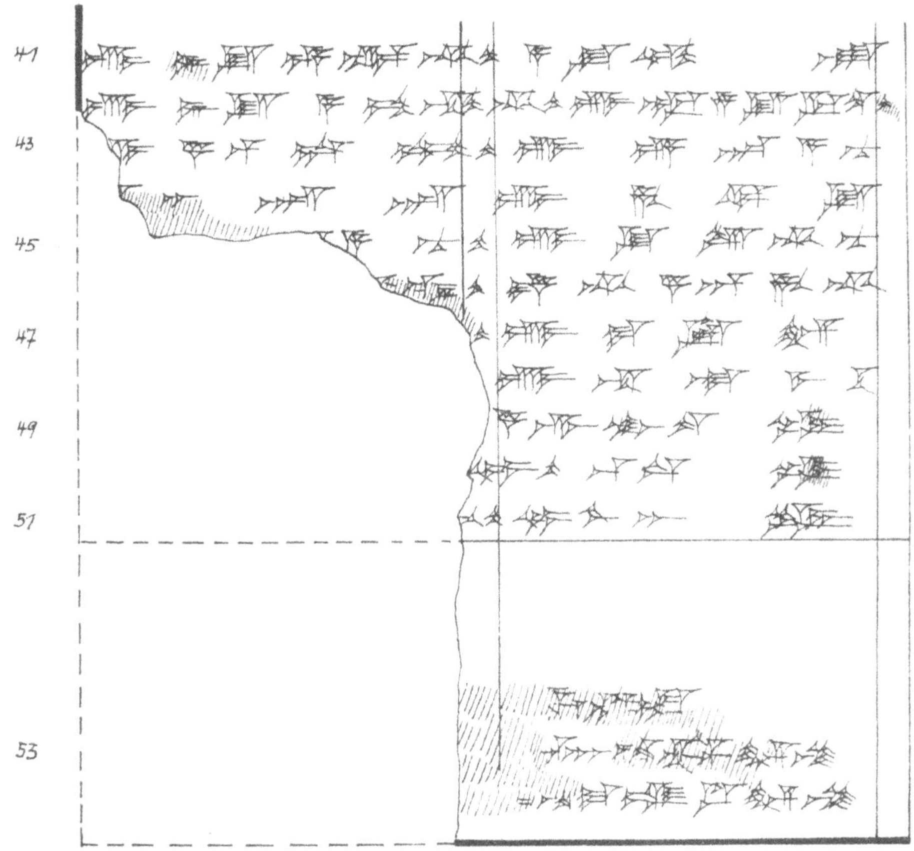

3 VAT 10738

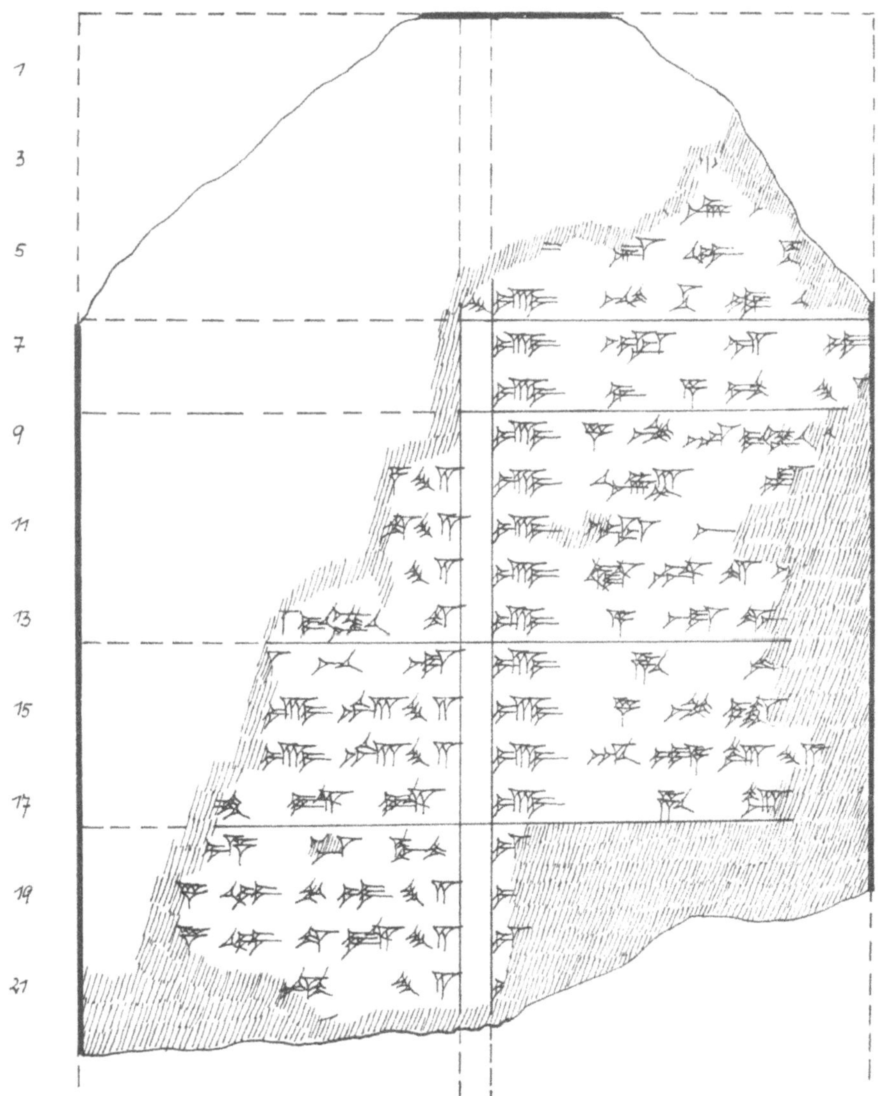

Rs. nur vereinzelte Zeichen lesbar

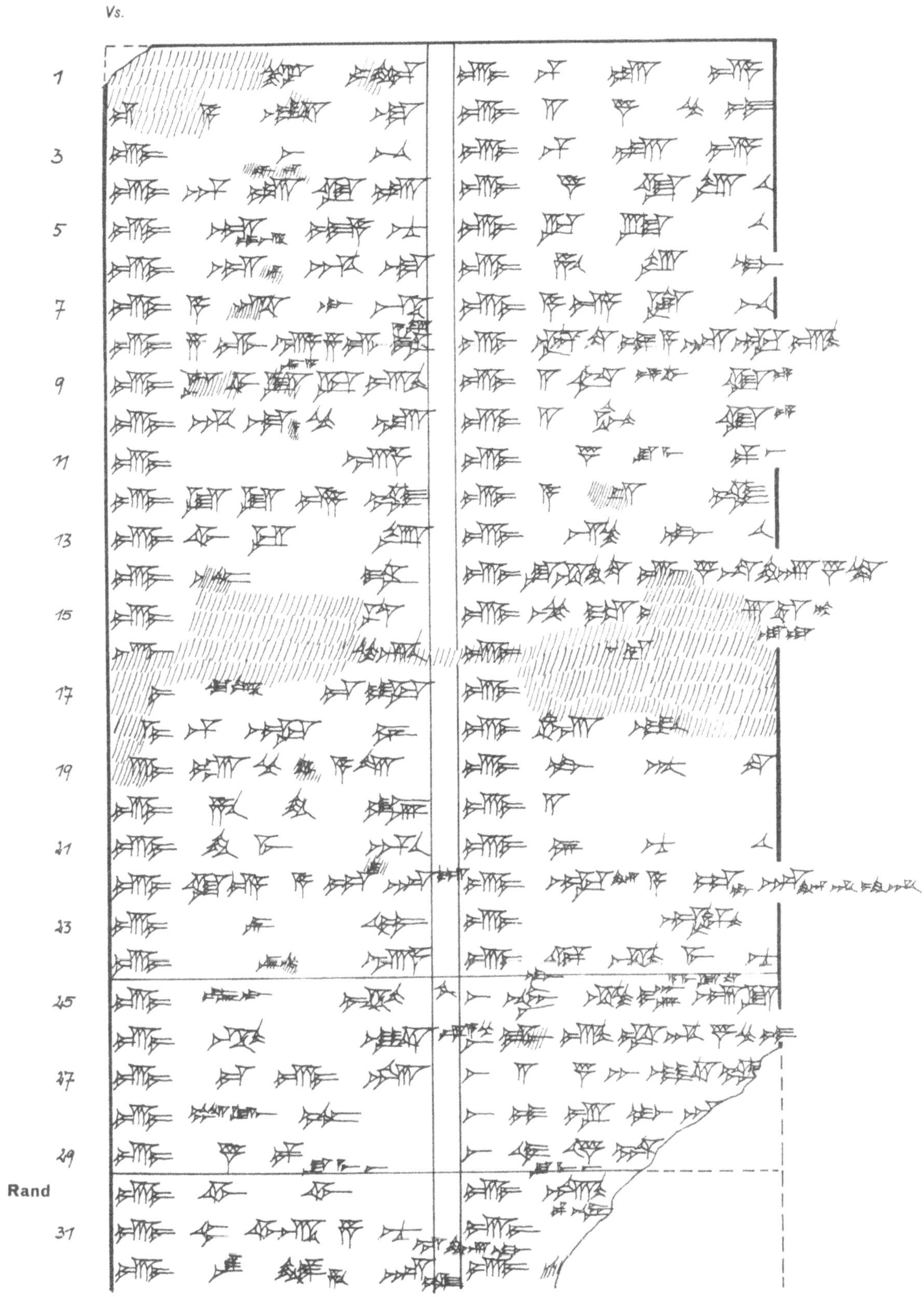
Vs.
Rand

Rs.

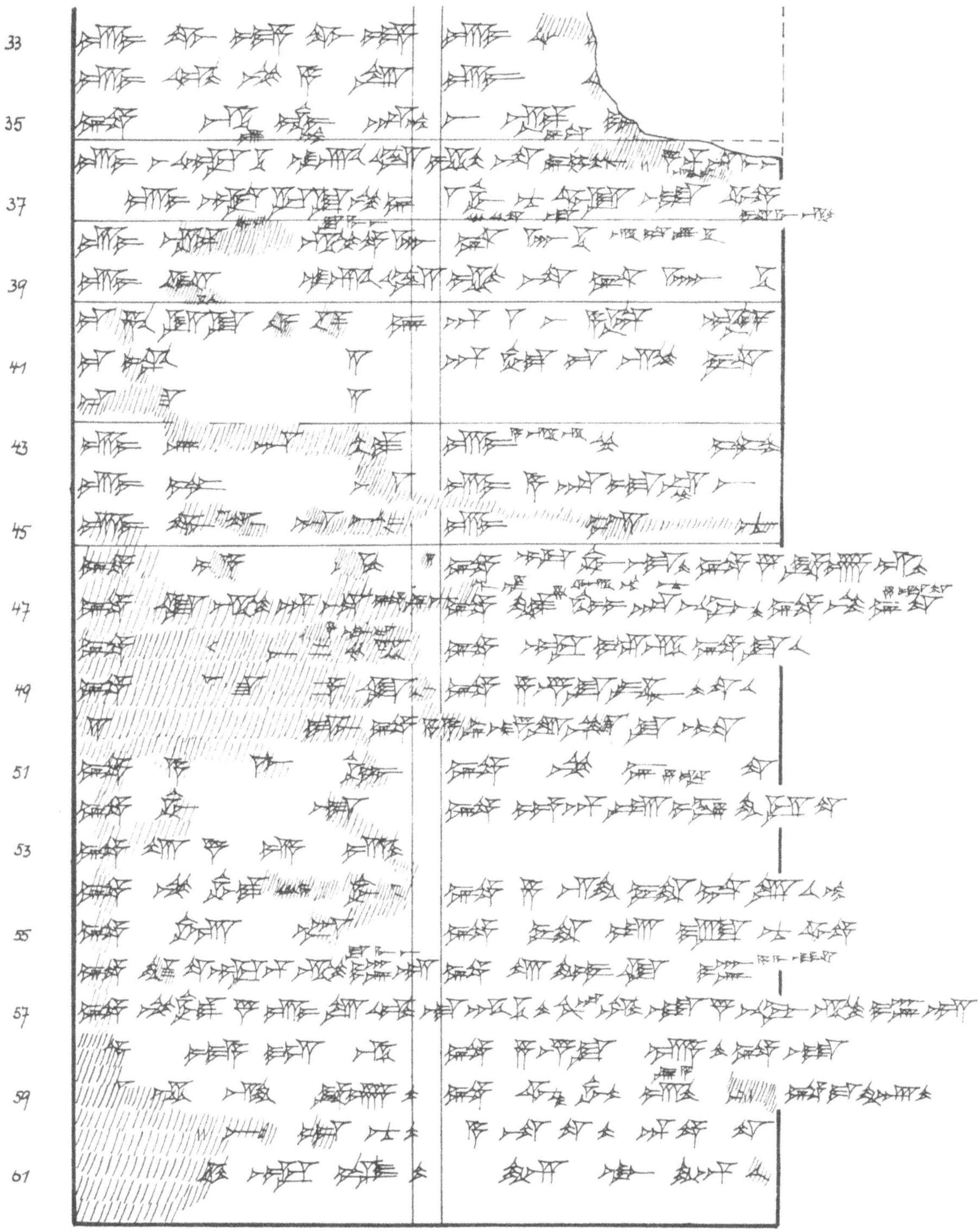

linker Rand

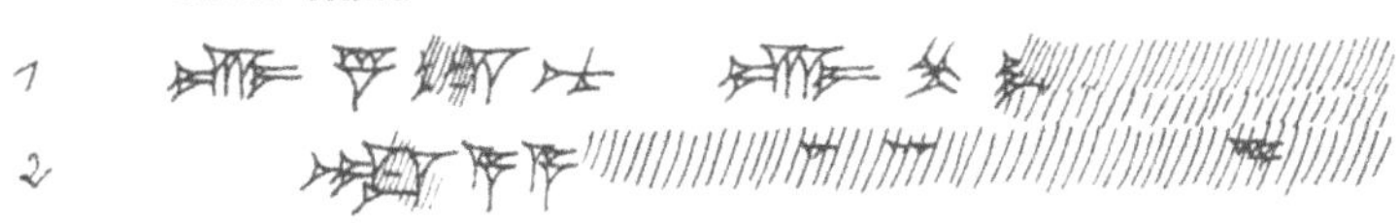

5 K. 14061*

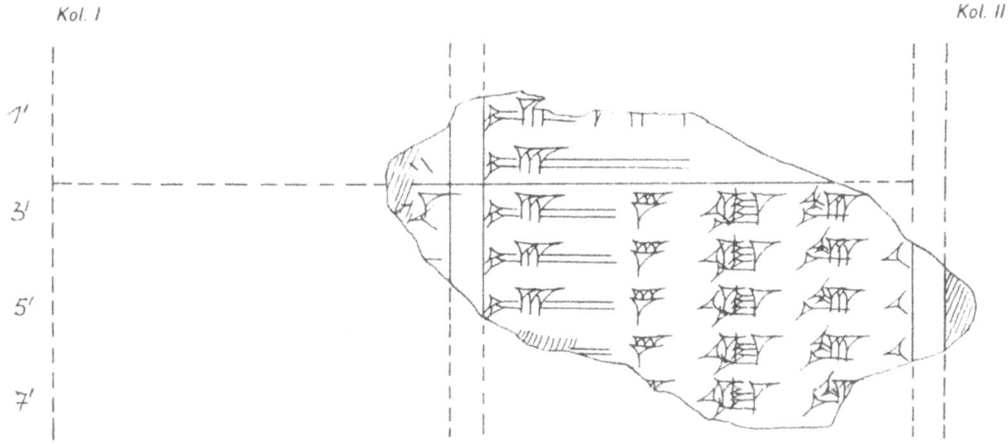

6 VAT 10069 + o. A. 10245

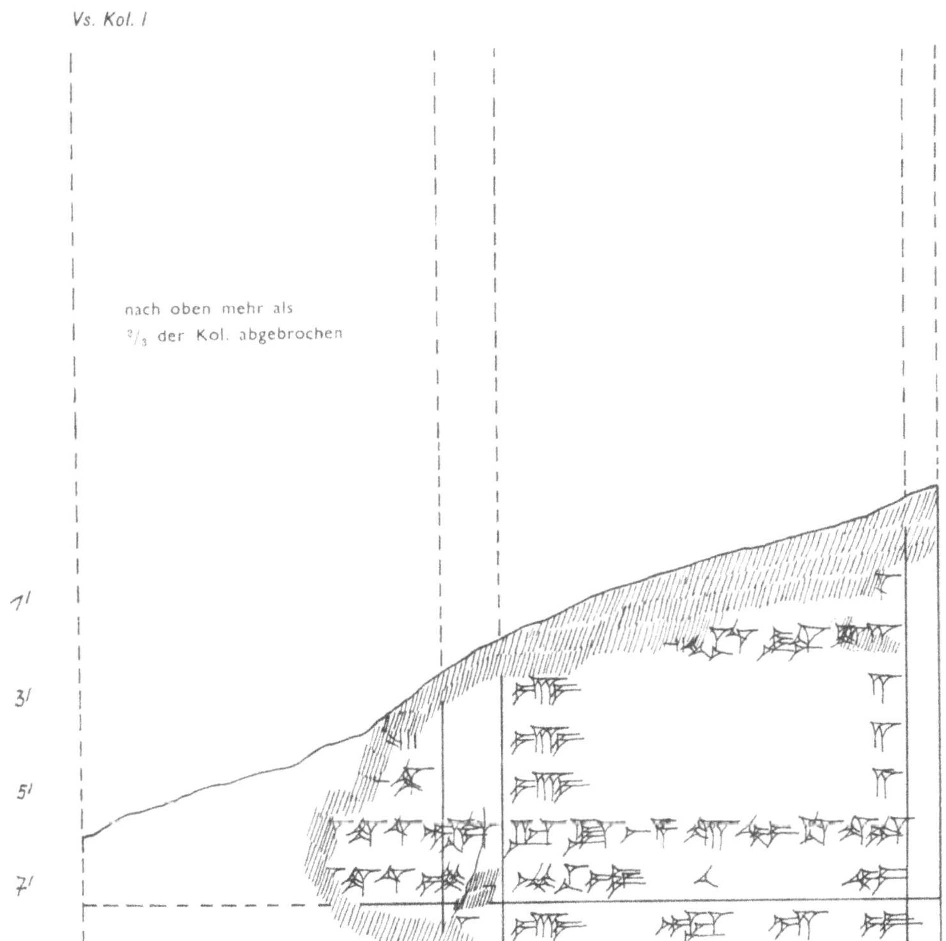

Vs. Kol. II

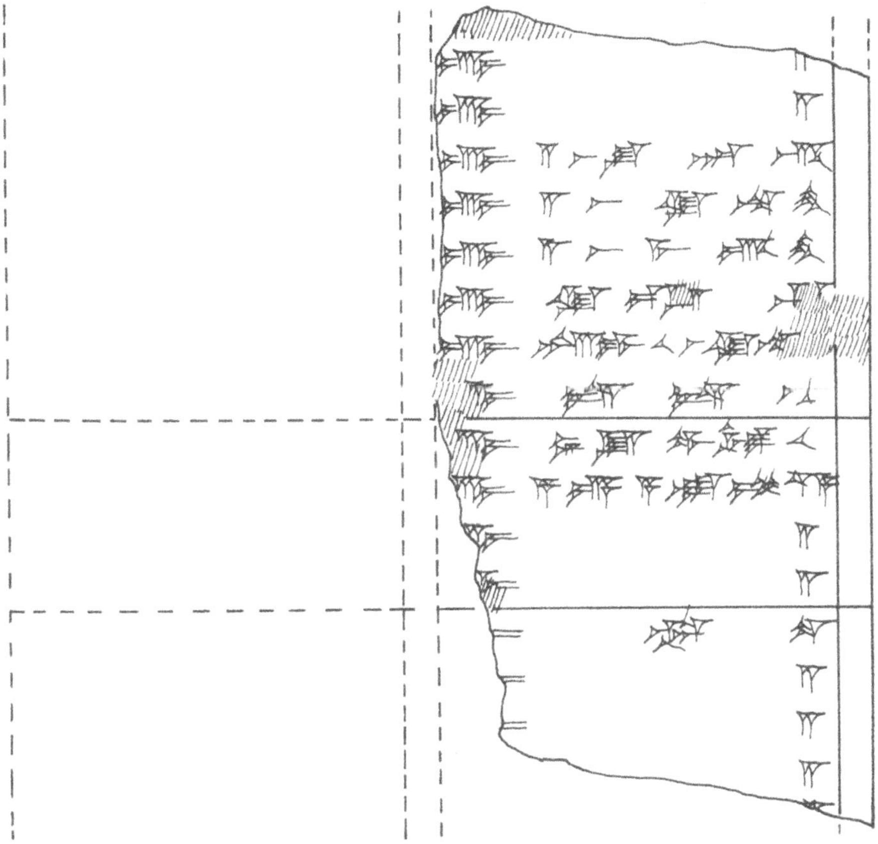

Lücke

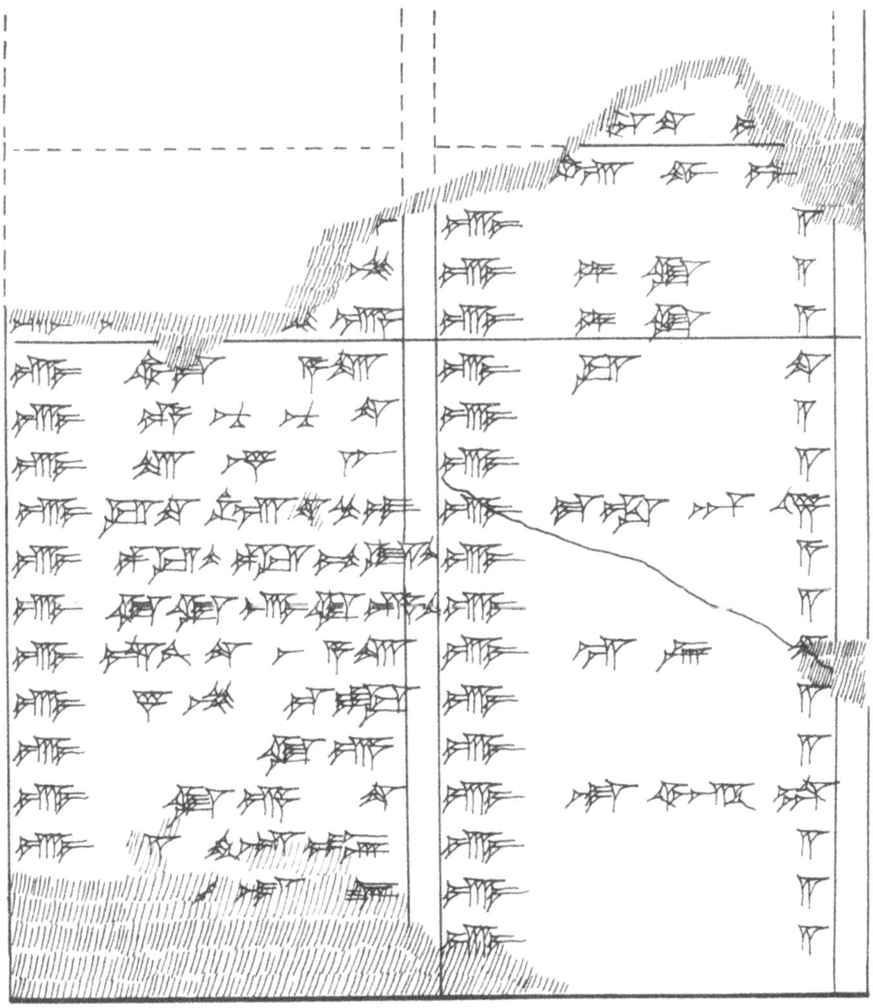

Vs. Kol. III

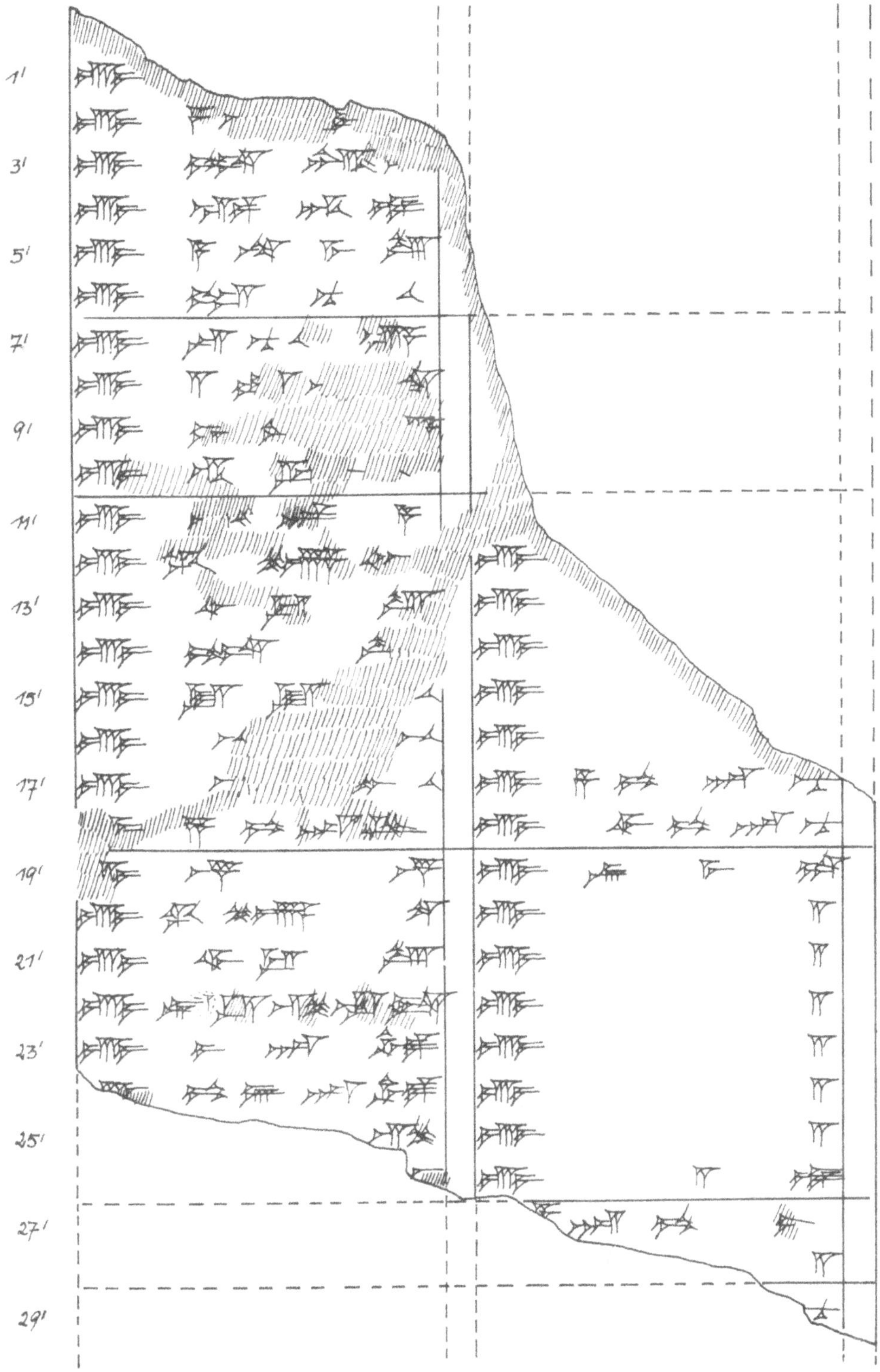

Vs. Kol. IV

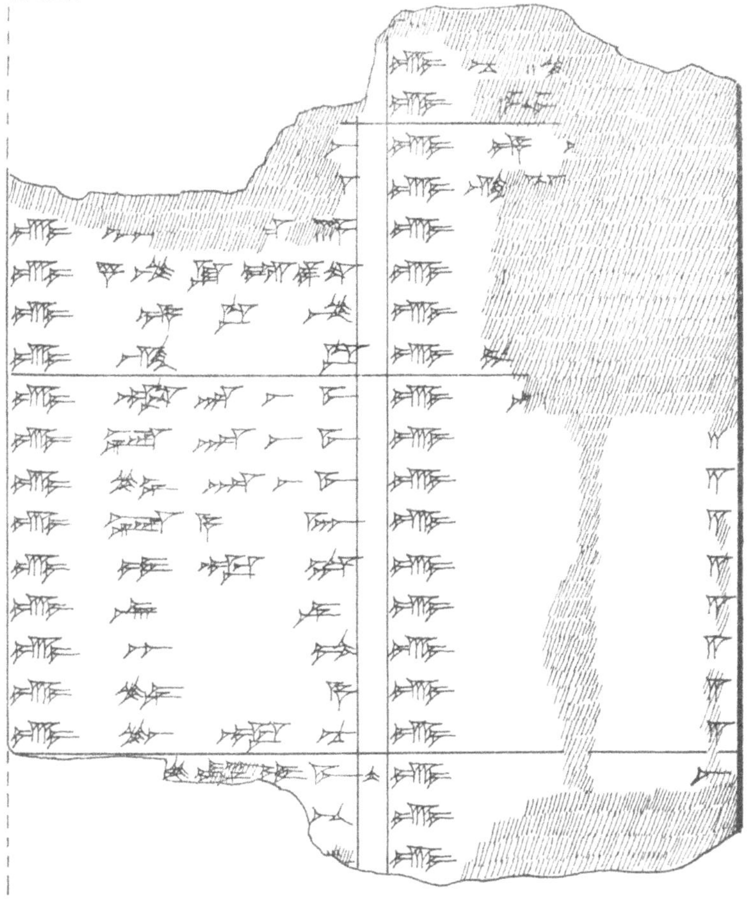

Rs. Kol. V

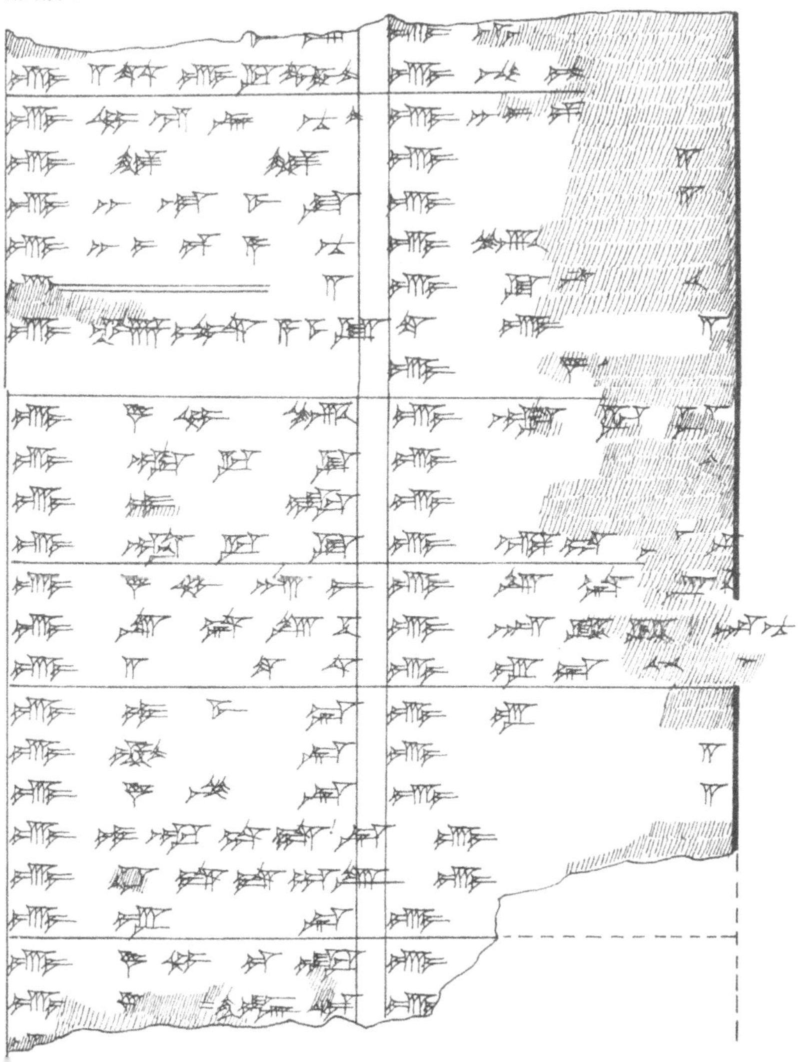

Rs. Kol.VI

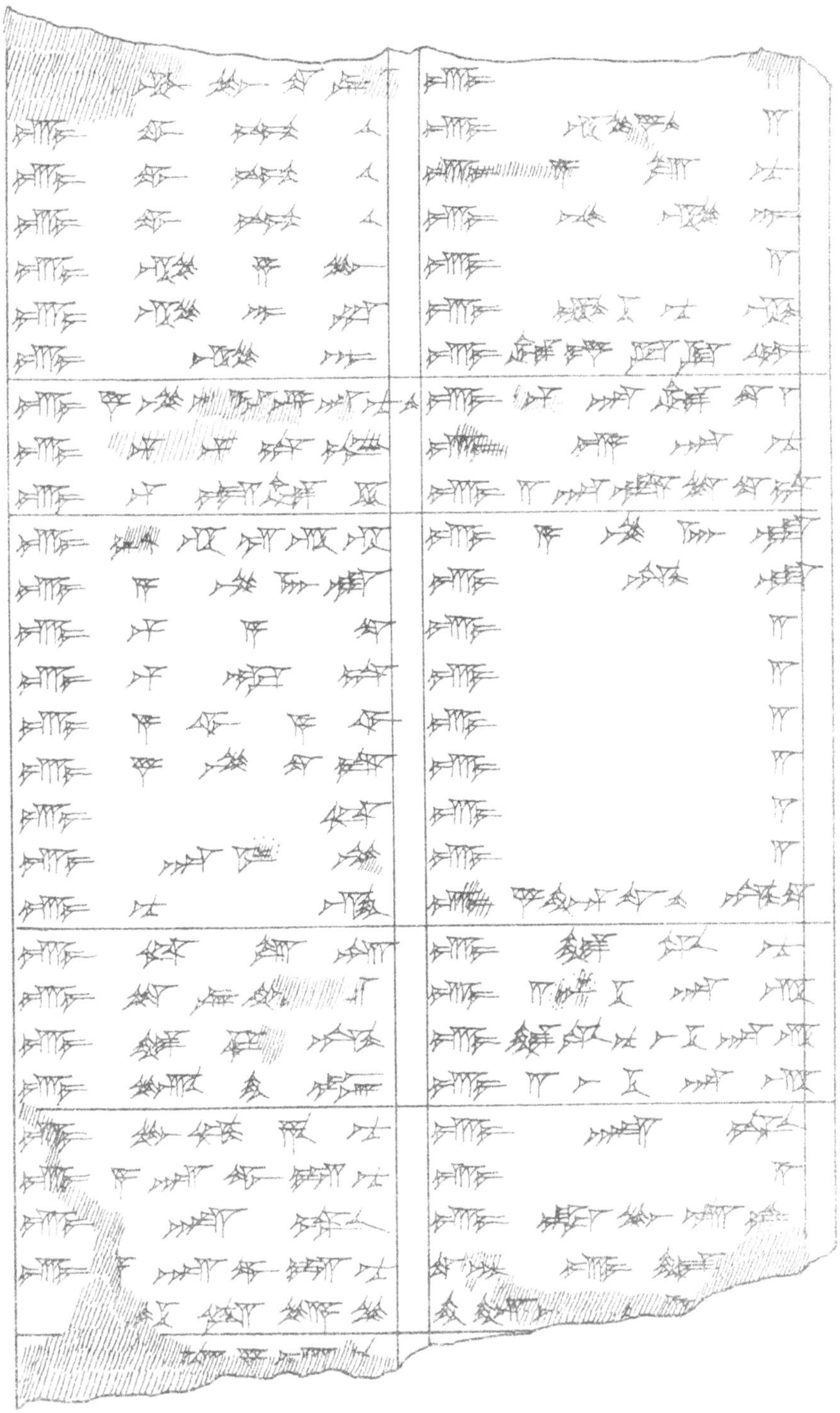

Rs. Kol. VII

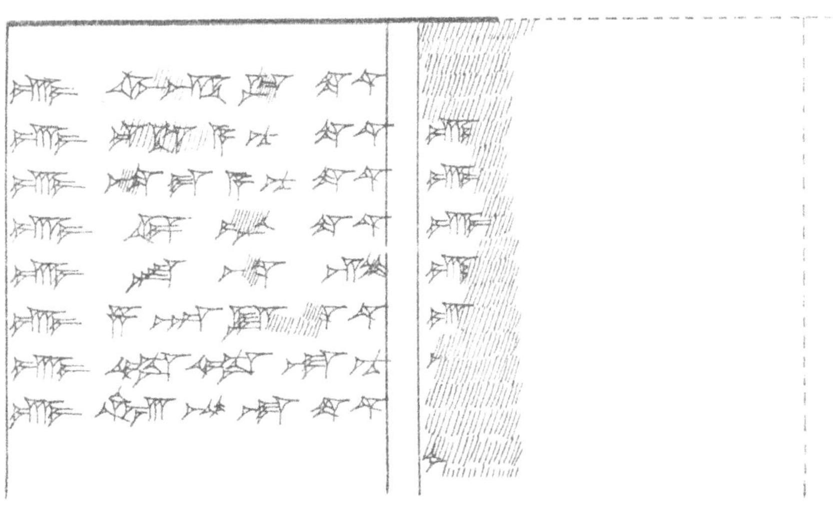

Rs. Kol. VII (Fortsetzung)

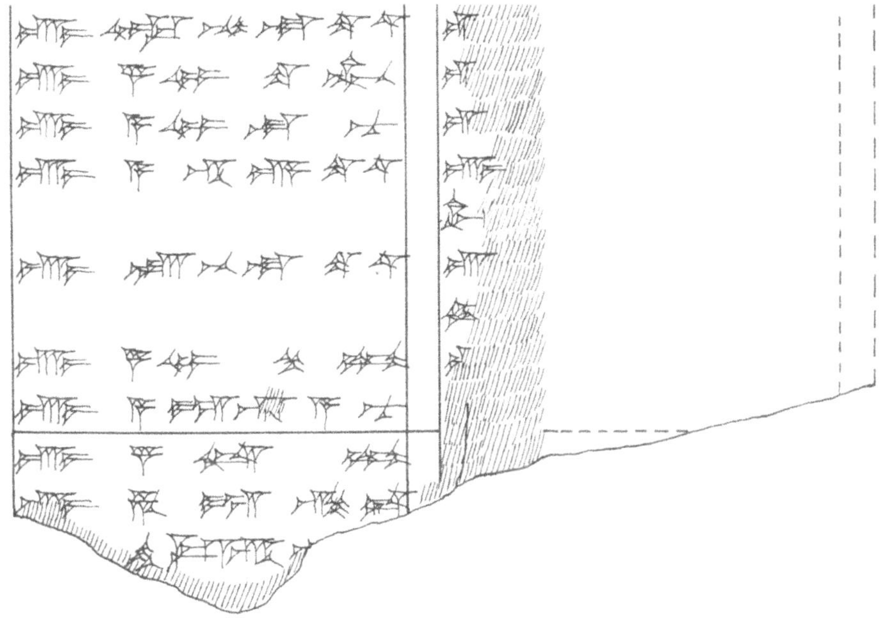

Lücke

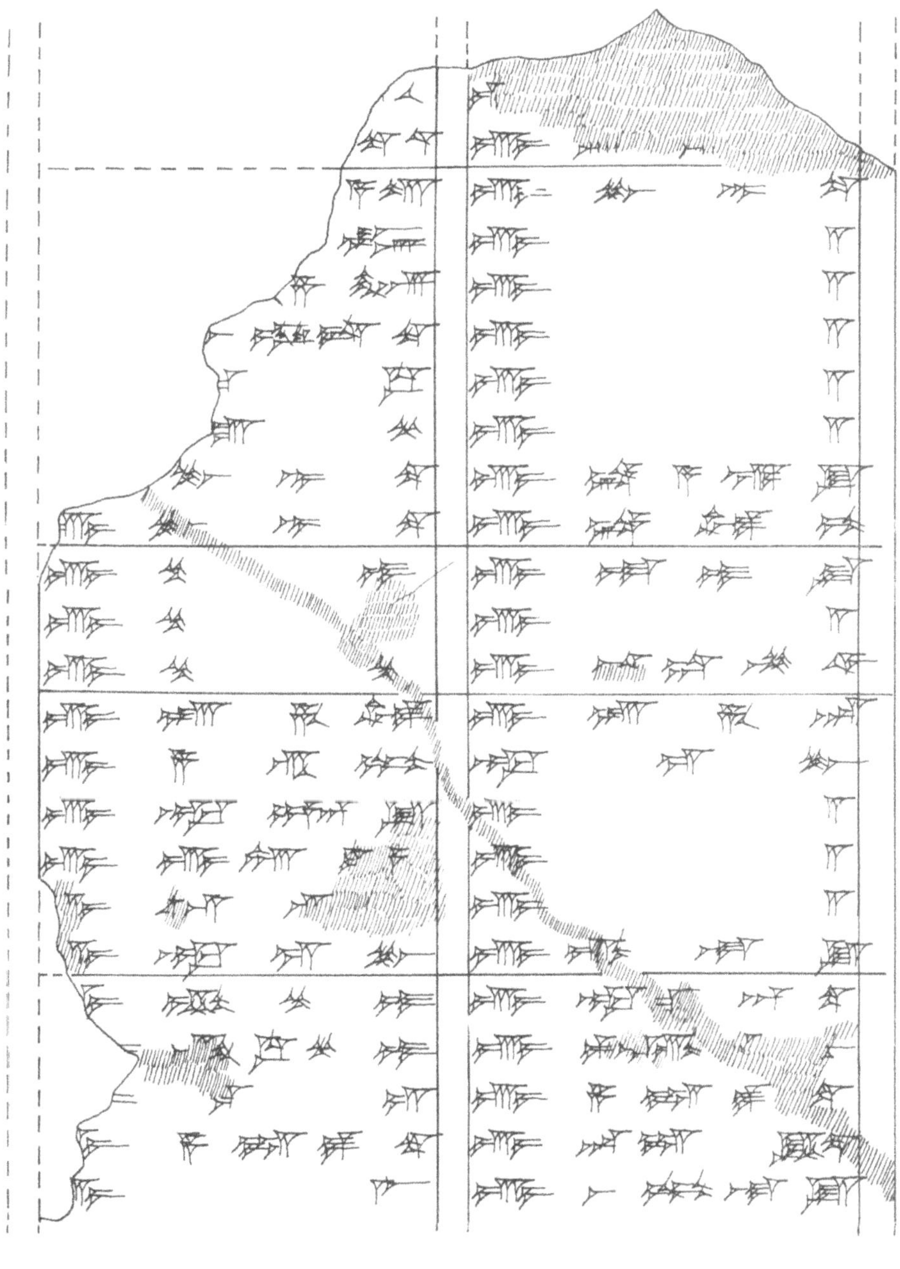

Rs. Kol. VII (Fortsetzung)

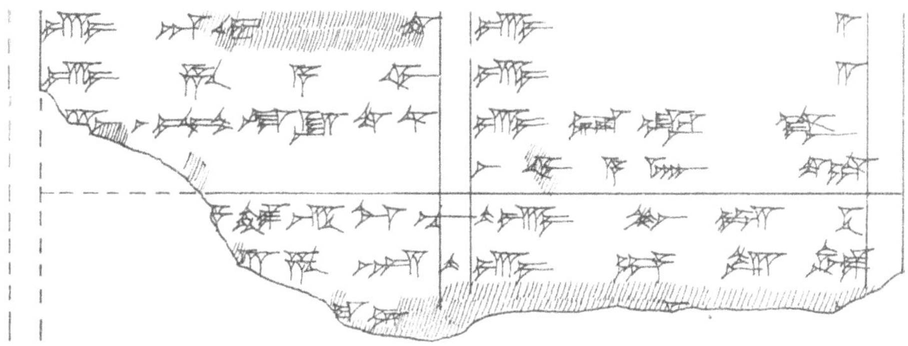

Rs. Kol. VIII

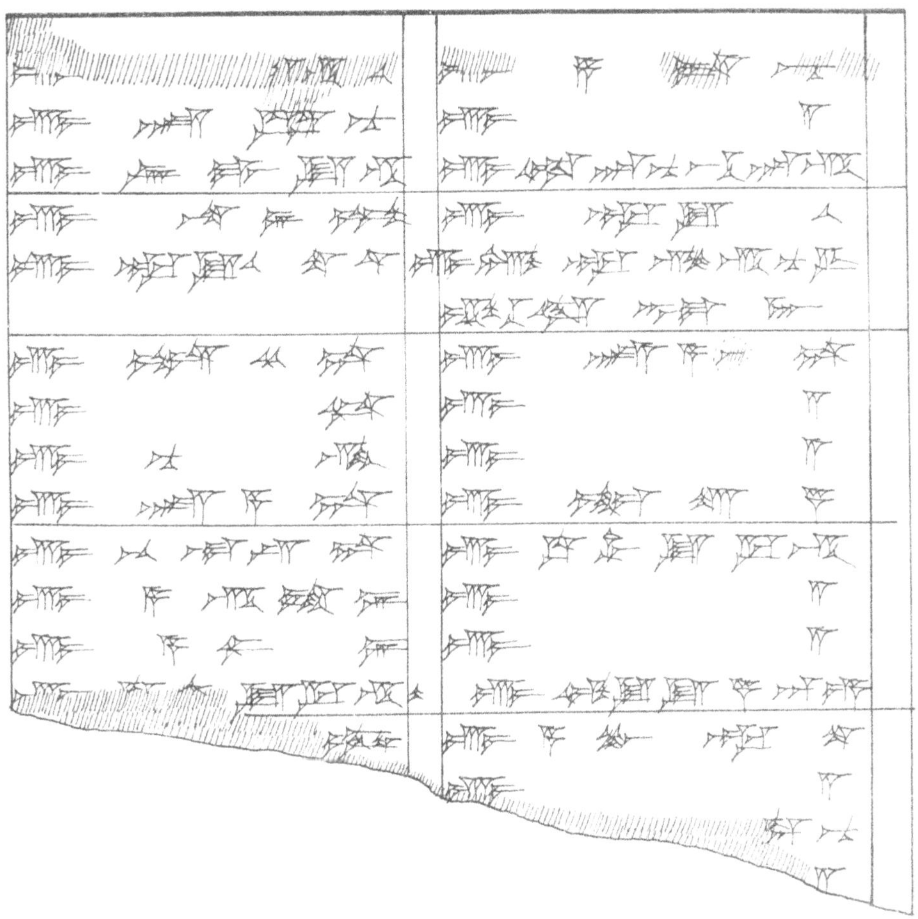

Rs. Kol. IX

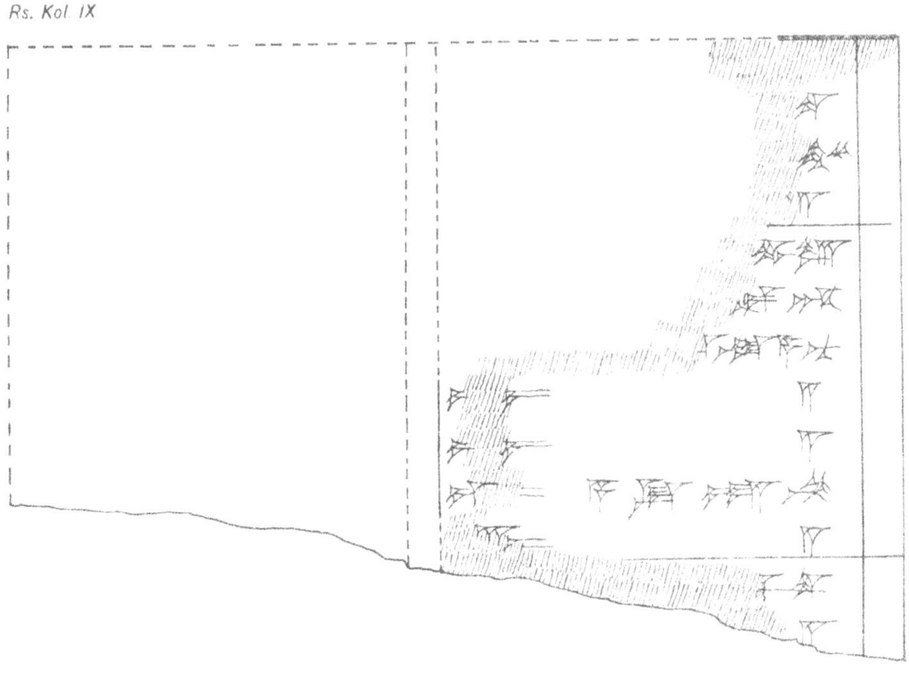

Rs. Kol. III

Kol. IV = K. 4398 + 4418 (CT 14, 25), Rev.

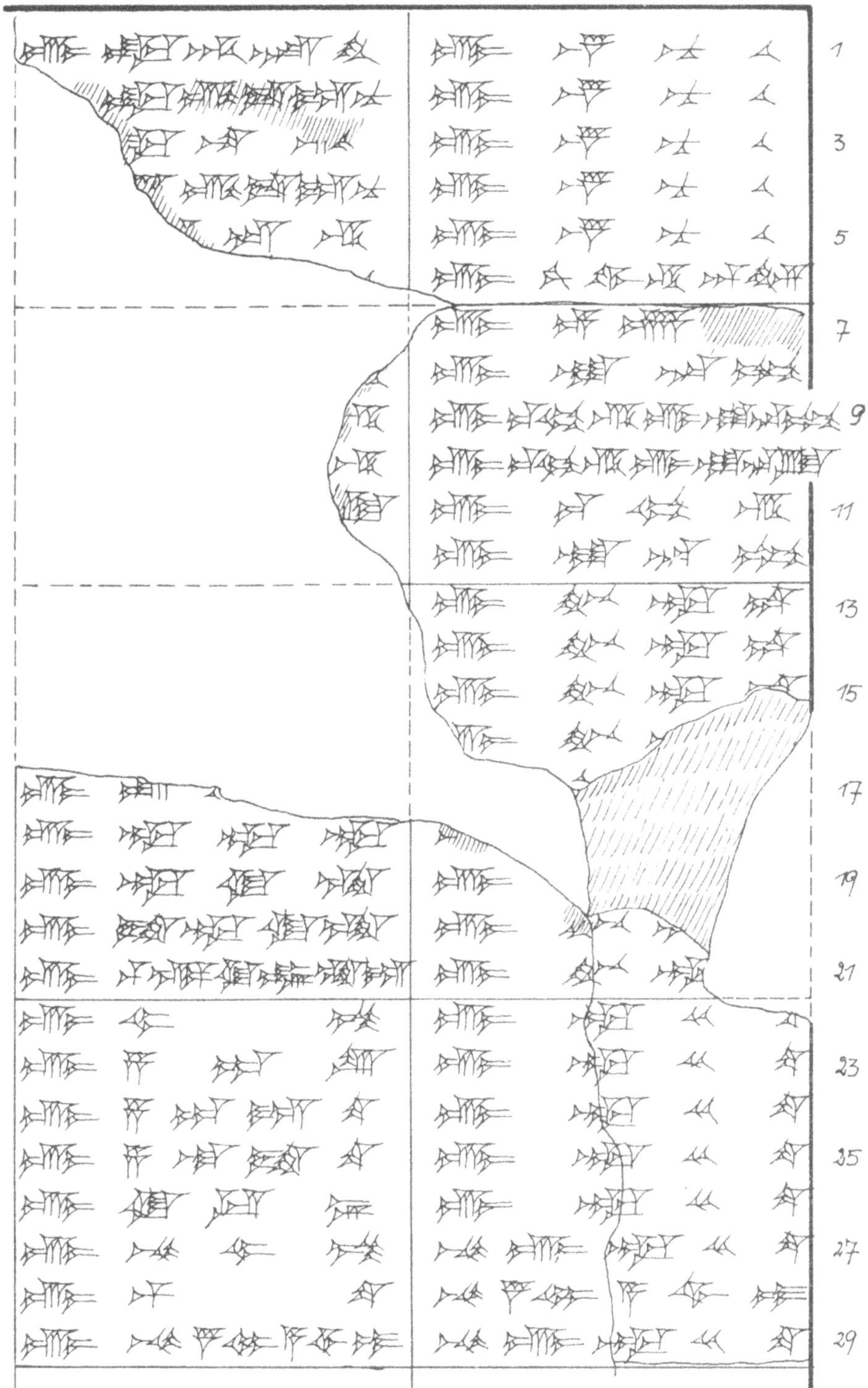

Zz. 30–48 vgl. **CT** 14, 28 (K. 4345, Rev.)

8 Bu. 89—4—26. 67*

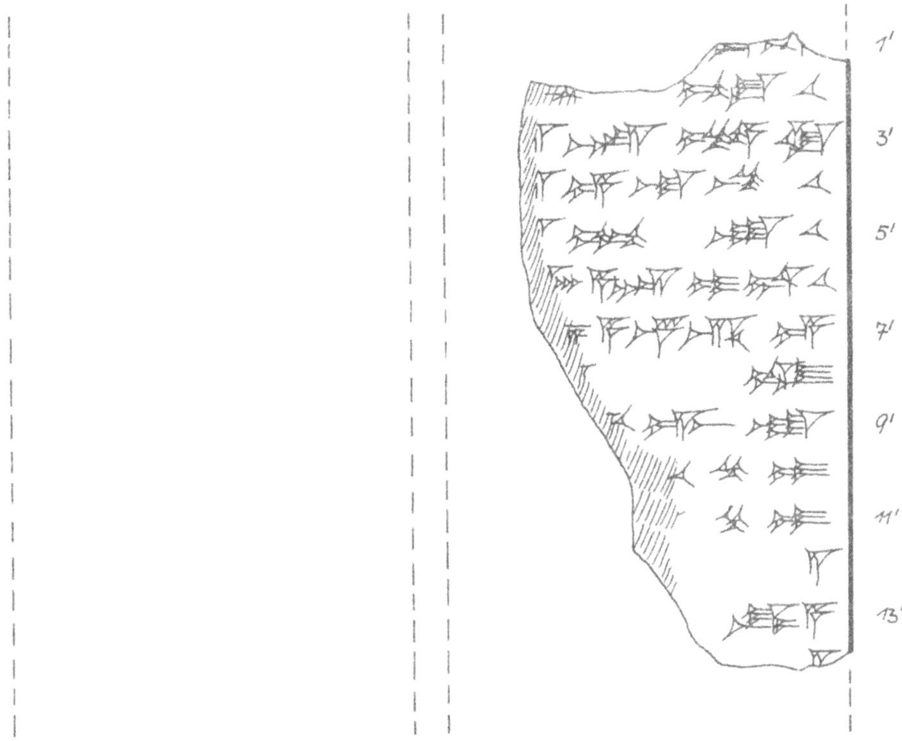

10 K. 11238

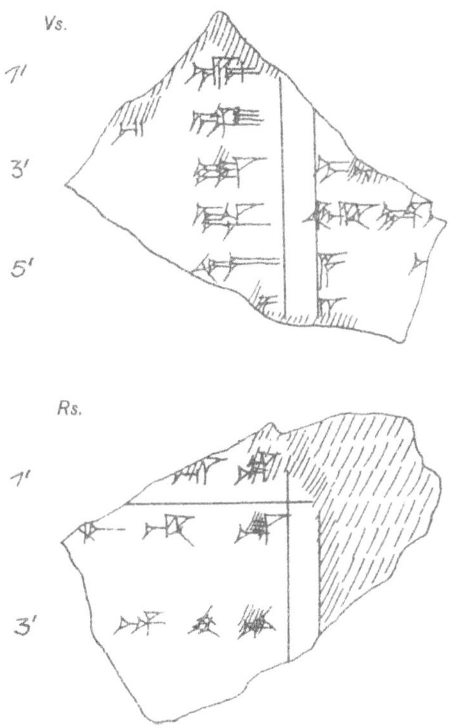

9 K. 13994*

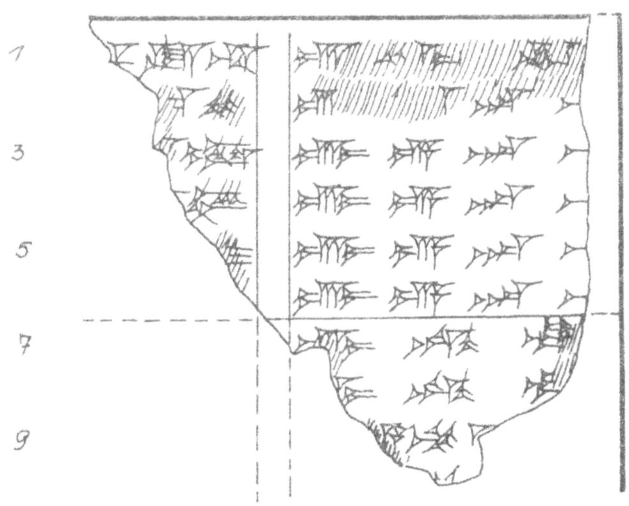

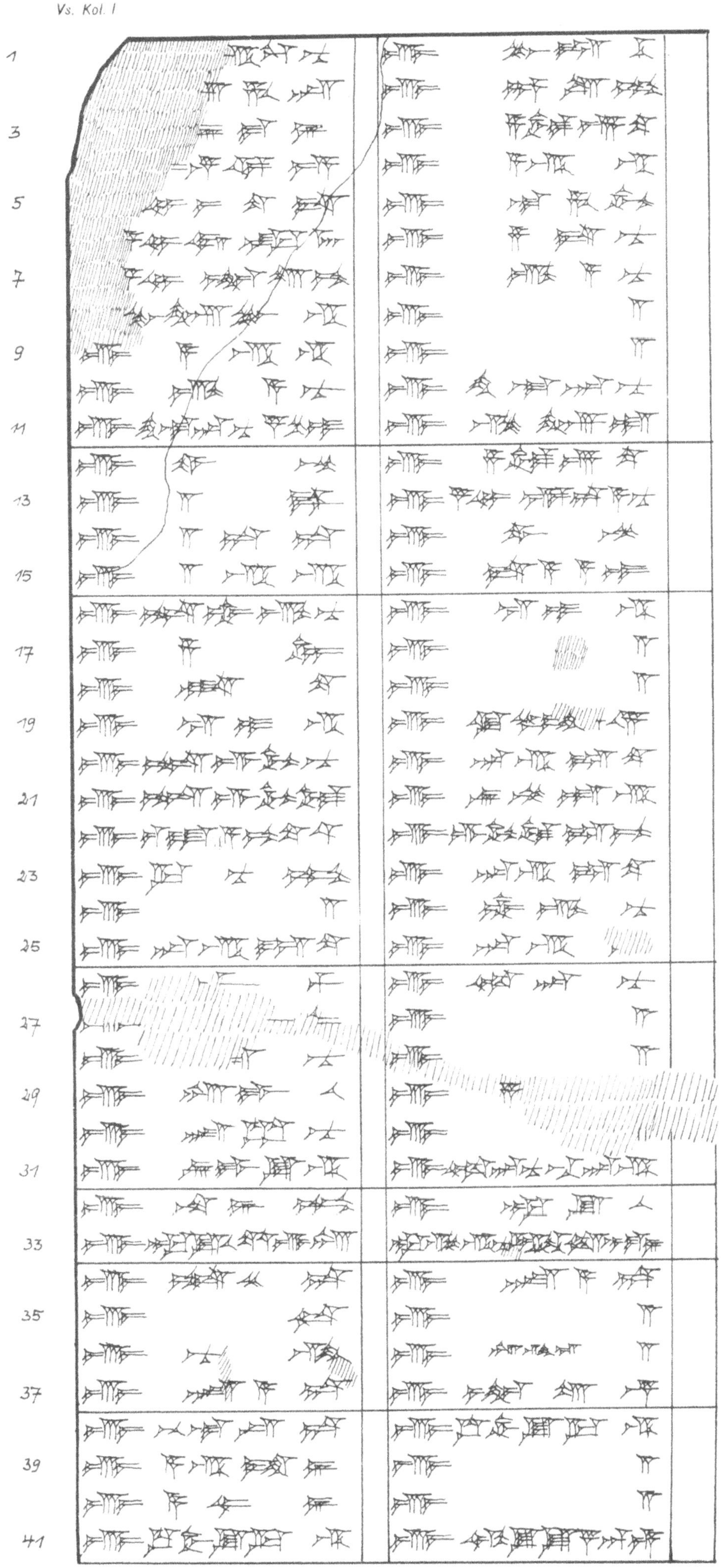
Vs. Kol. I
1
3
5
7
9
11
13
15
17
19
21
23
25
27
29
31
33
35
37
39
41

Vs Kol. I (Fortsetzung)

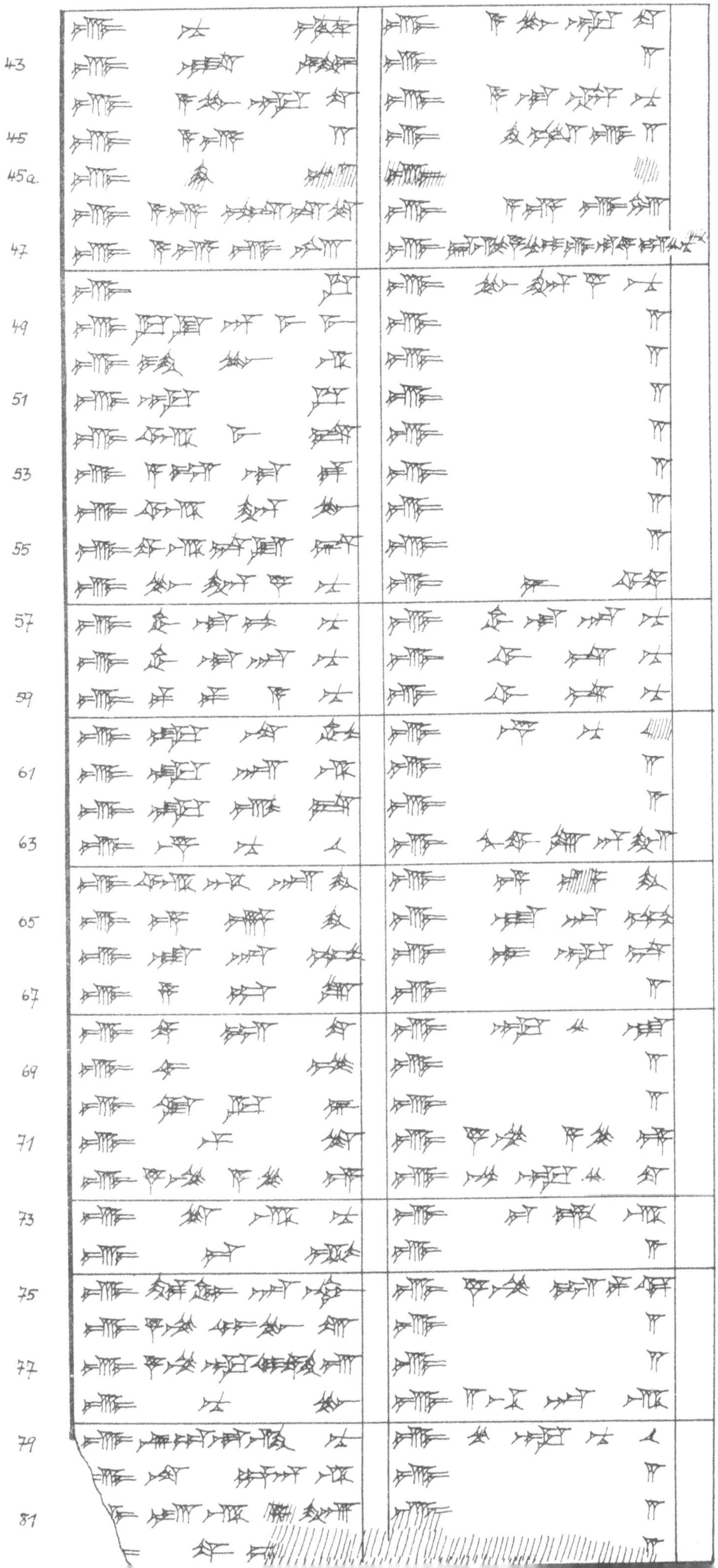

Vs. Kol. II

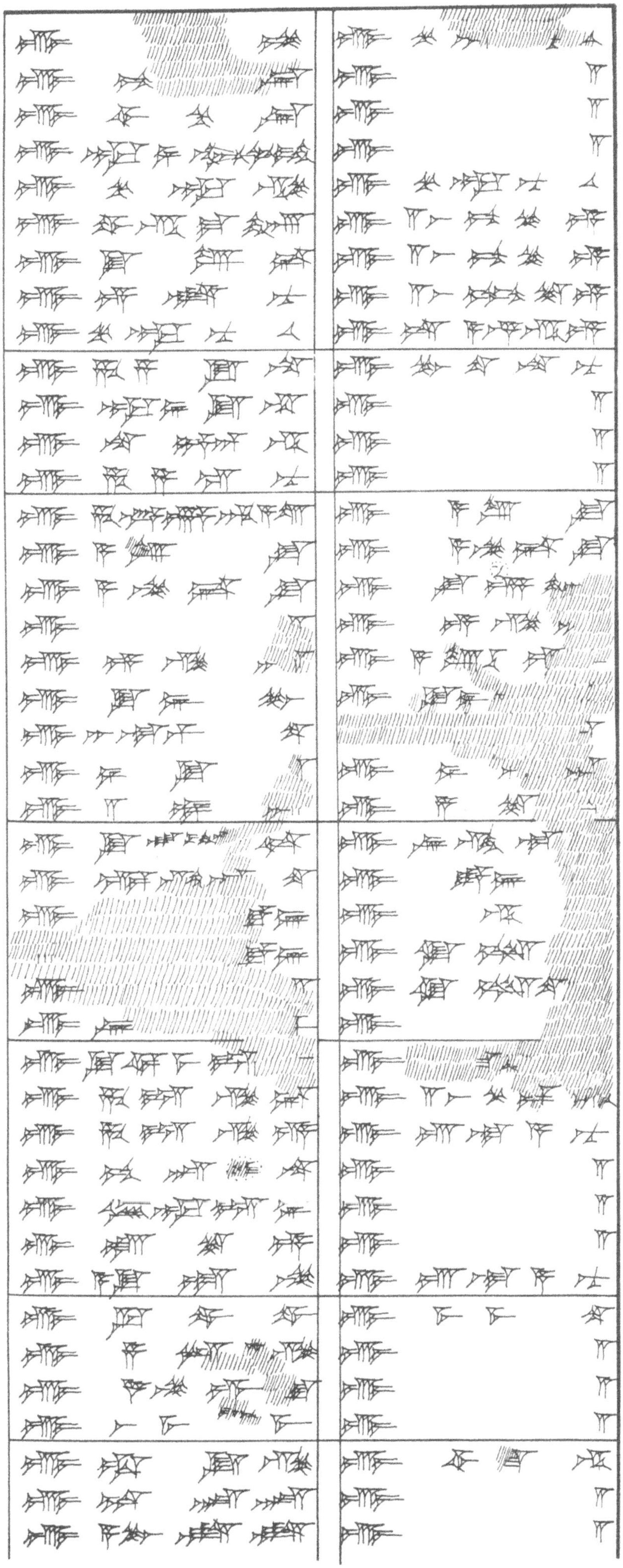

Vs. Kol. II (Fortsetzung)

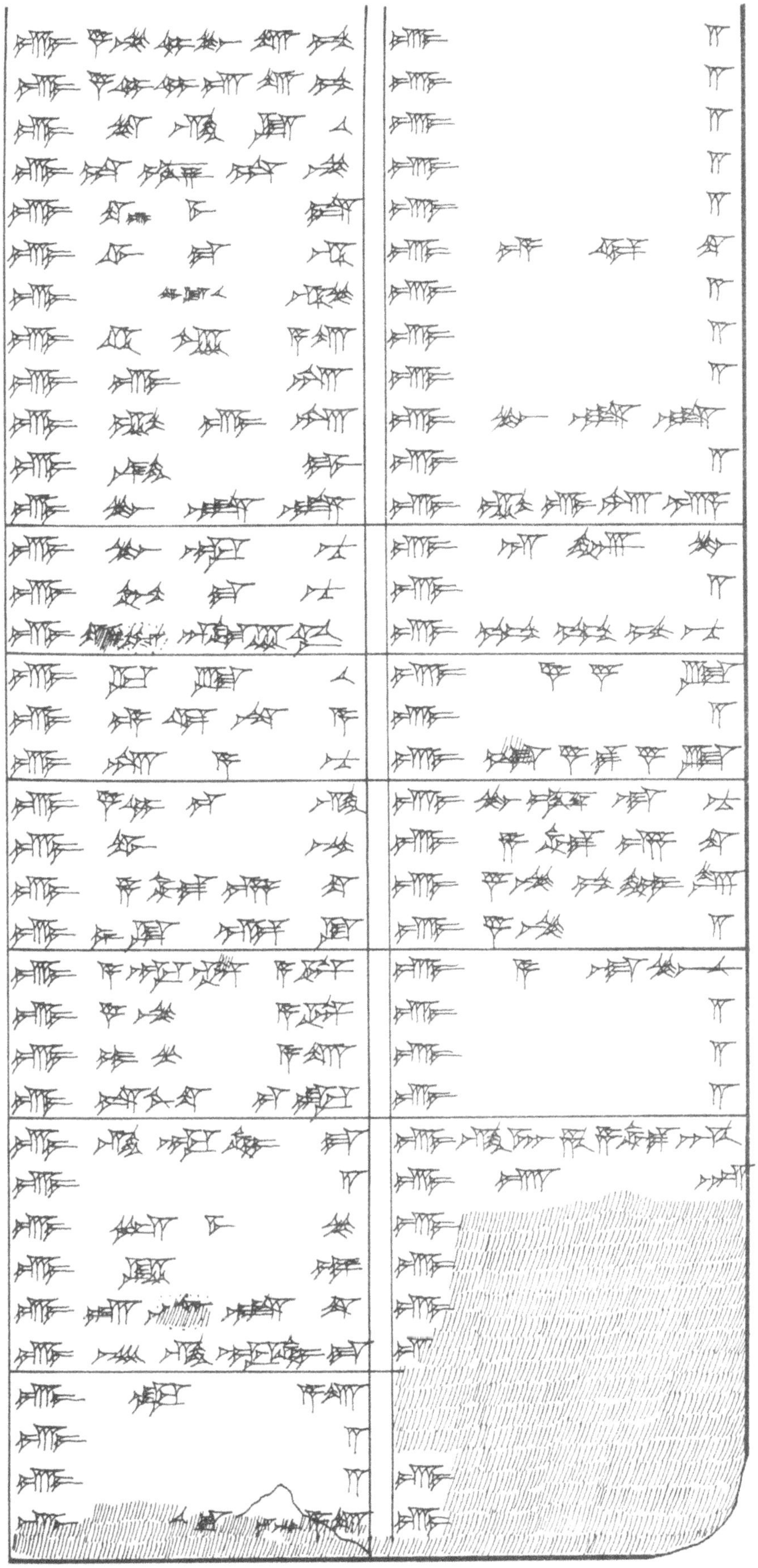

Rs. Kol. III

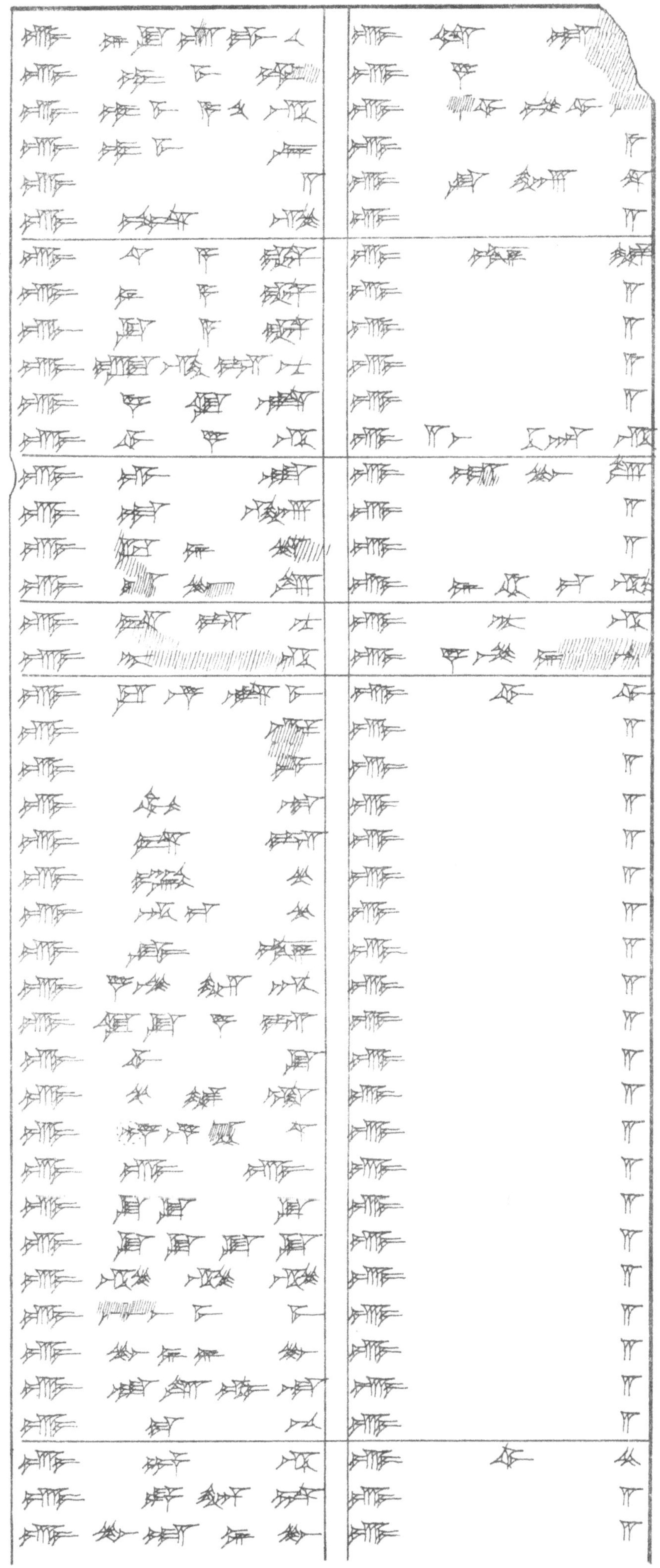

Rs. Kol. III (Fortsetzung)

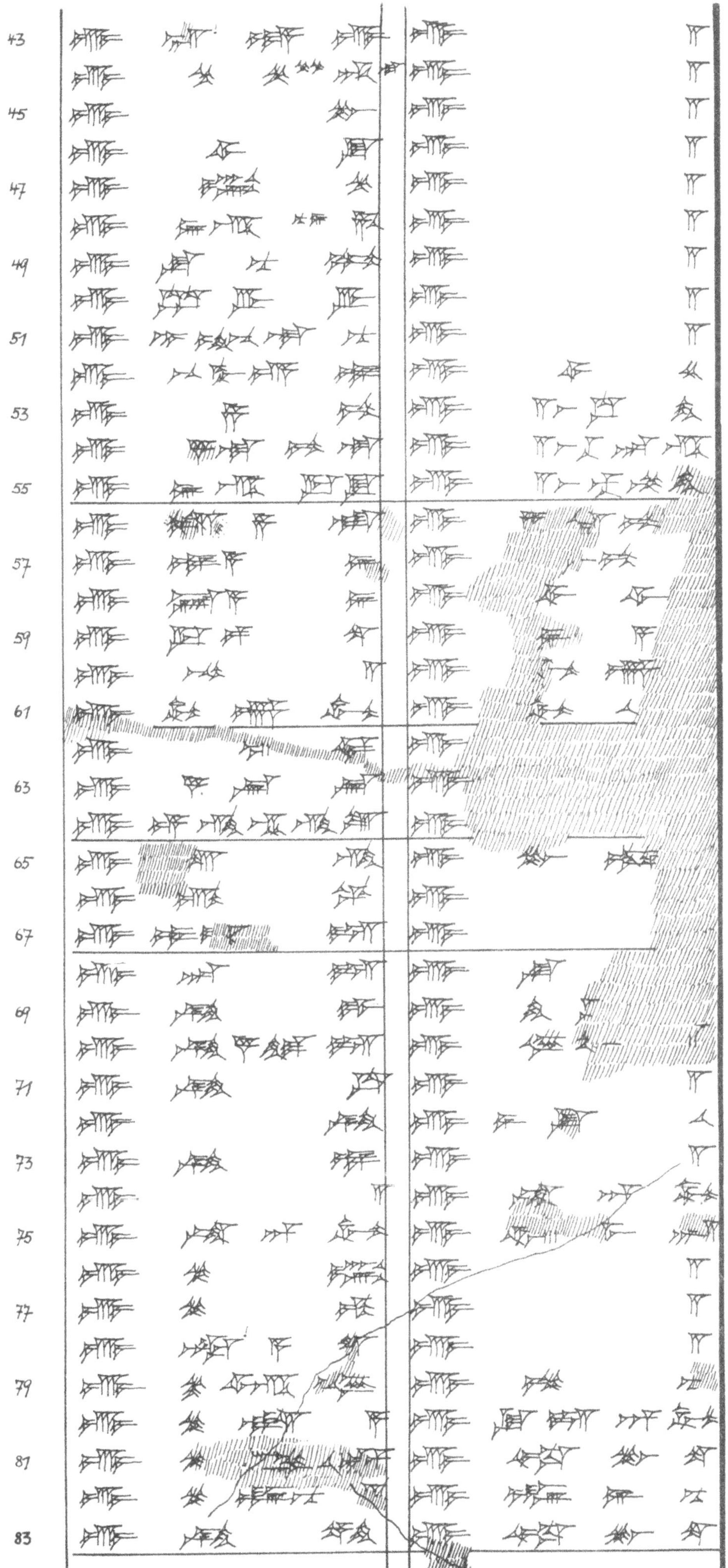

Rs. Kol. IV

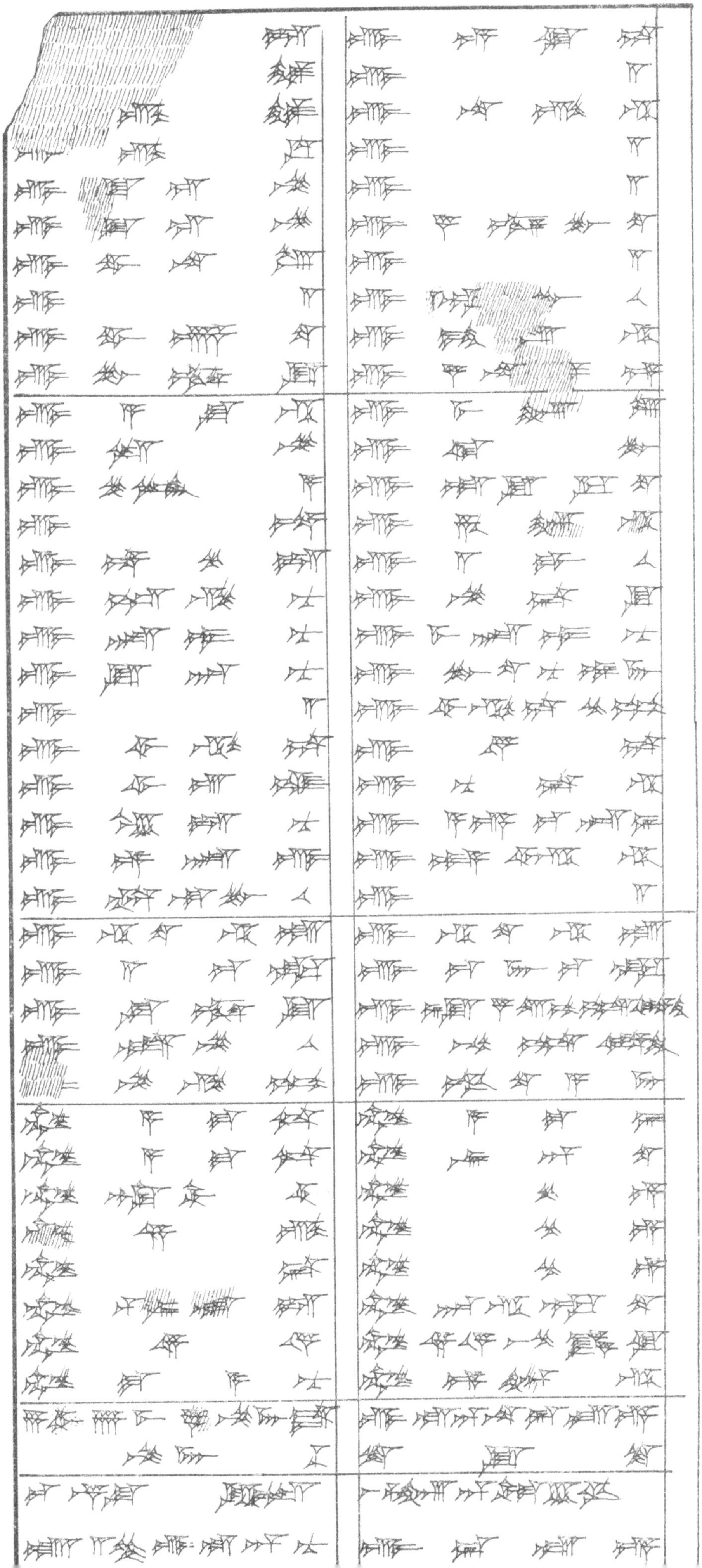

Rs. Kol. IV (Fortsetzung)

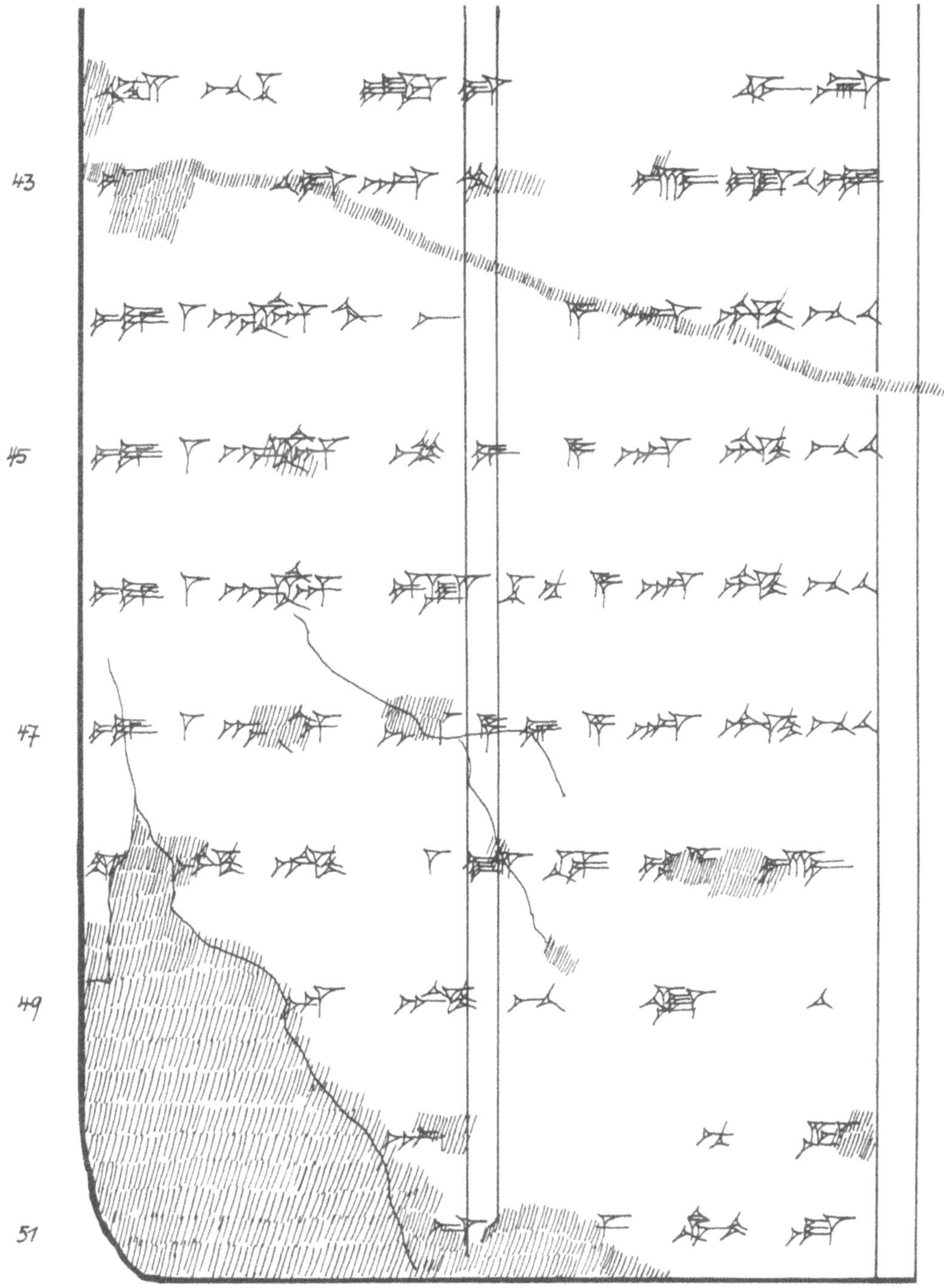

12 VAT 9817 b* + 10171 + 16461*

Vs. Kol. I

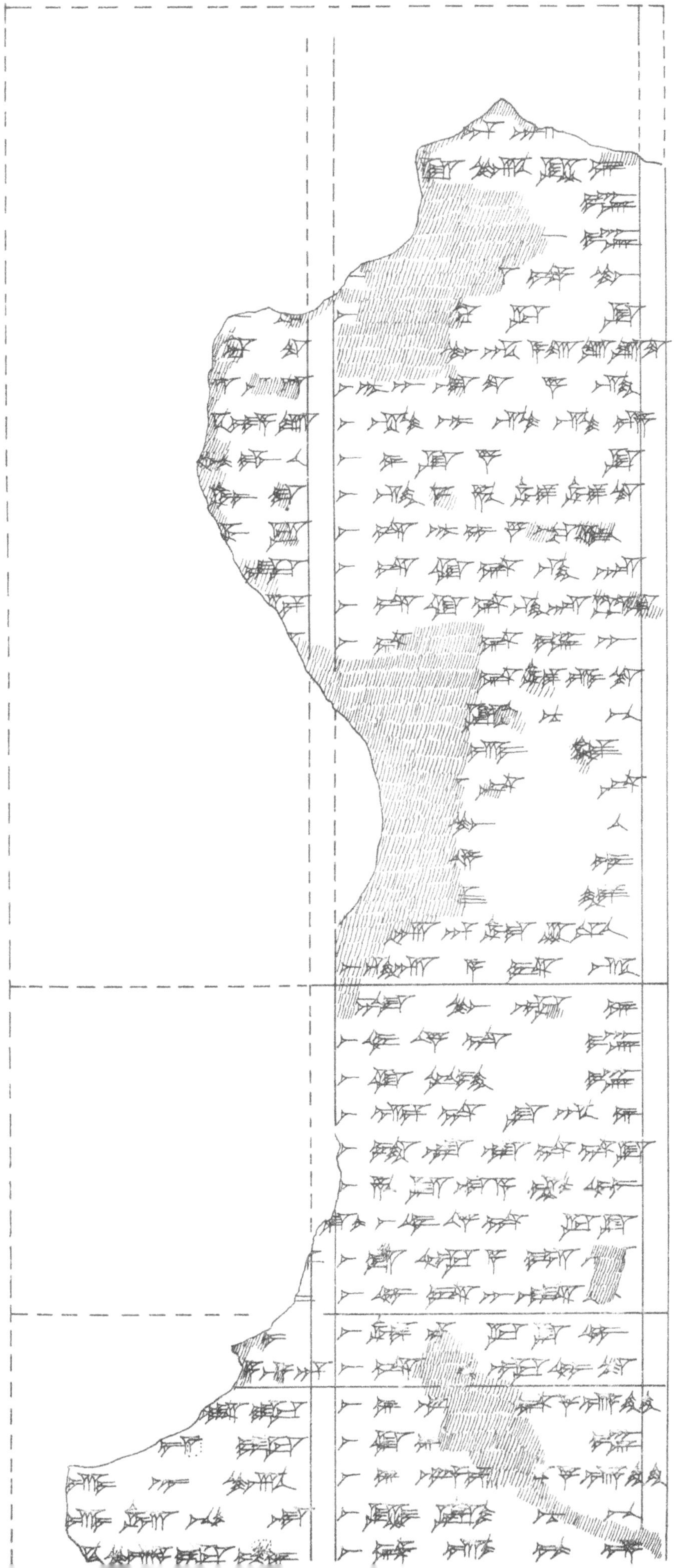

Vs Kol. I (Fortsetzung)

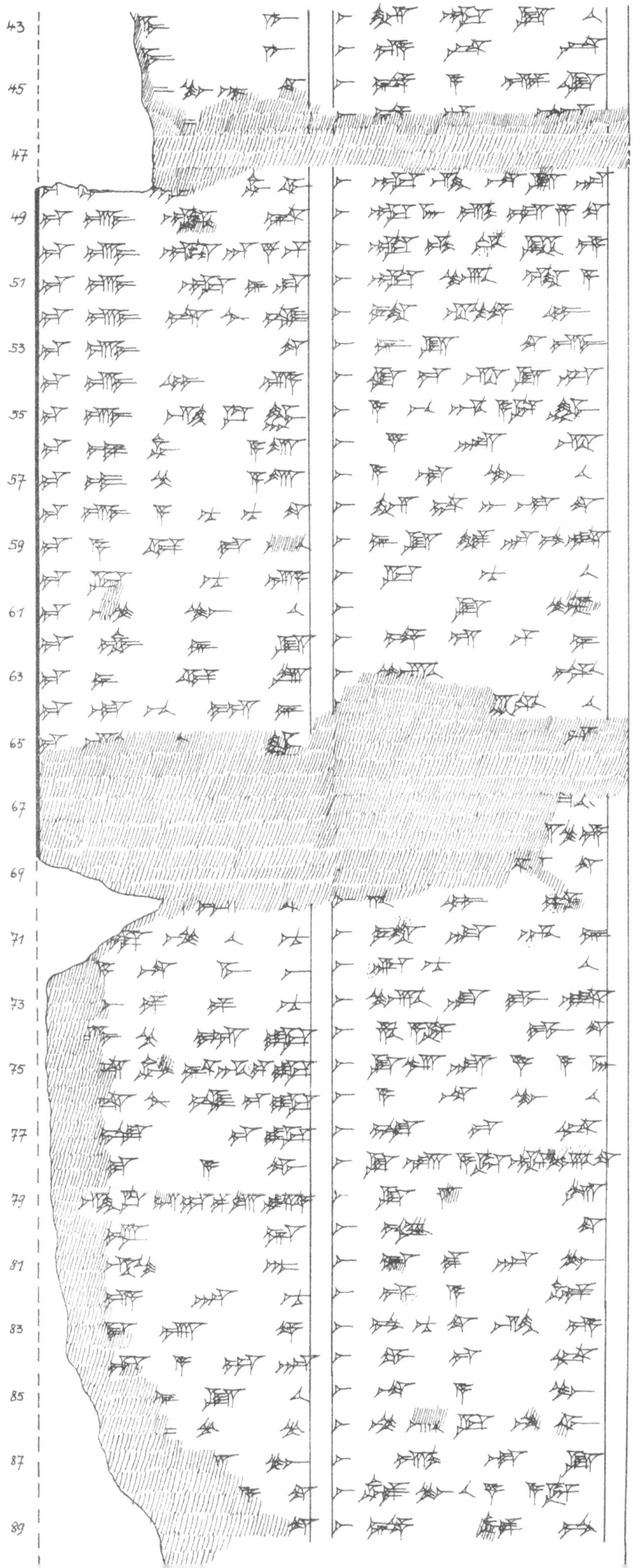

Vs. Kol. II

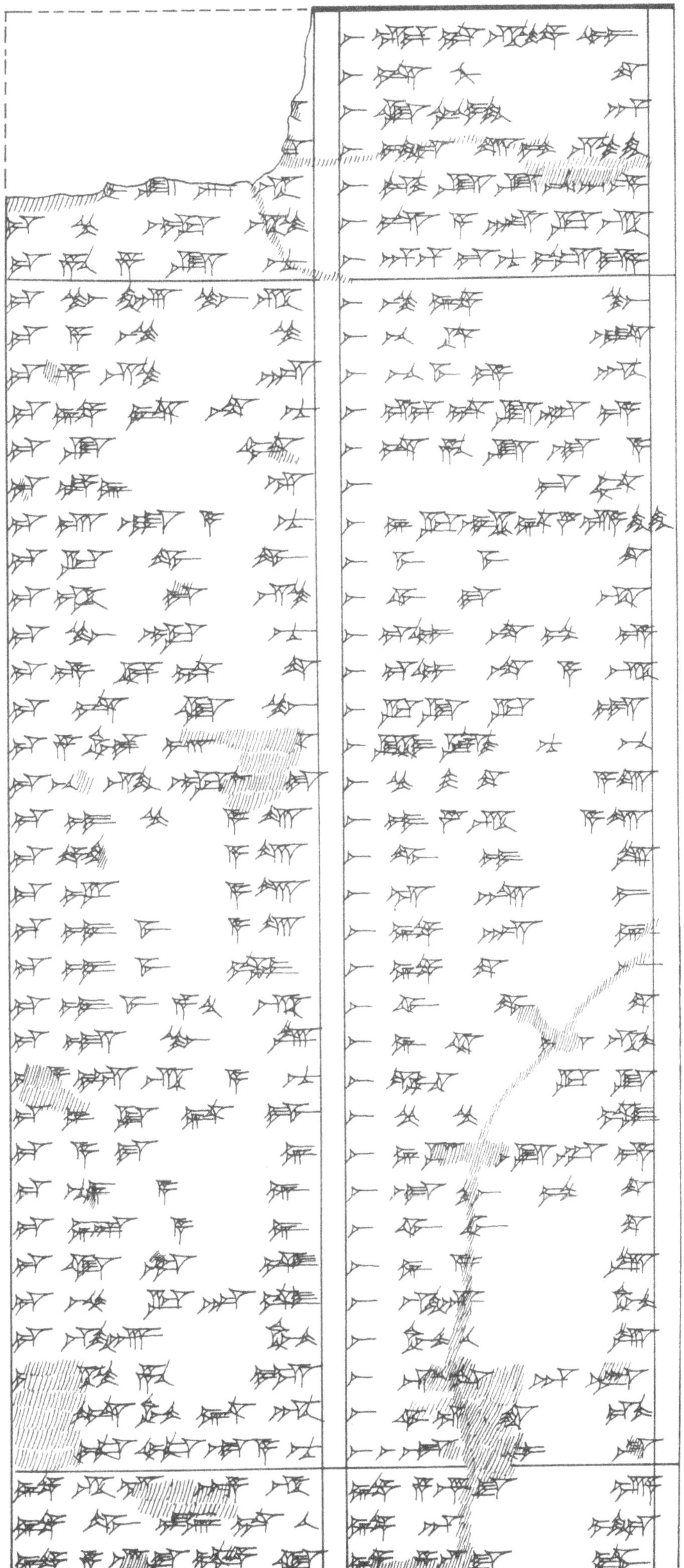

Vs. Kol. II (Fortsetzung)

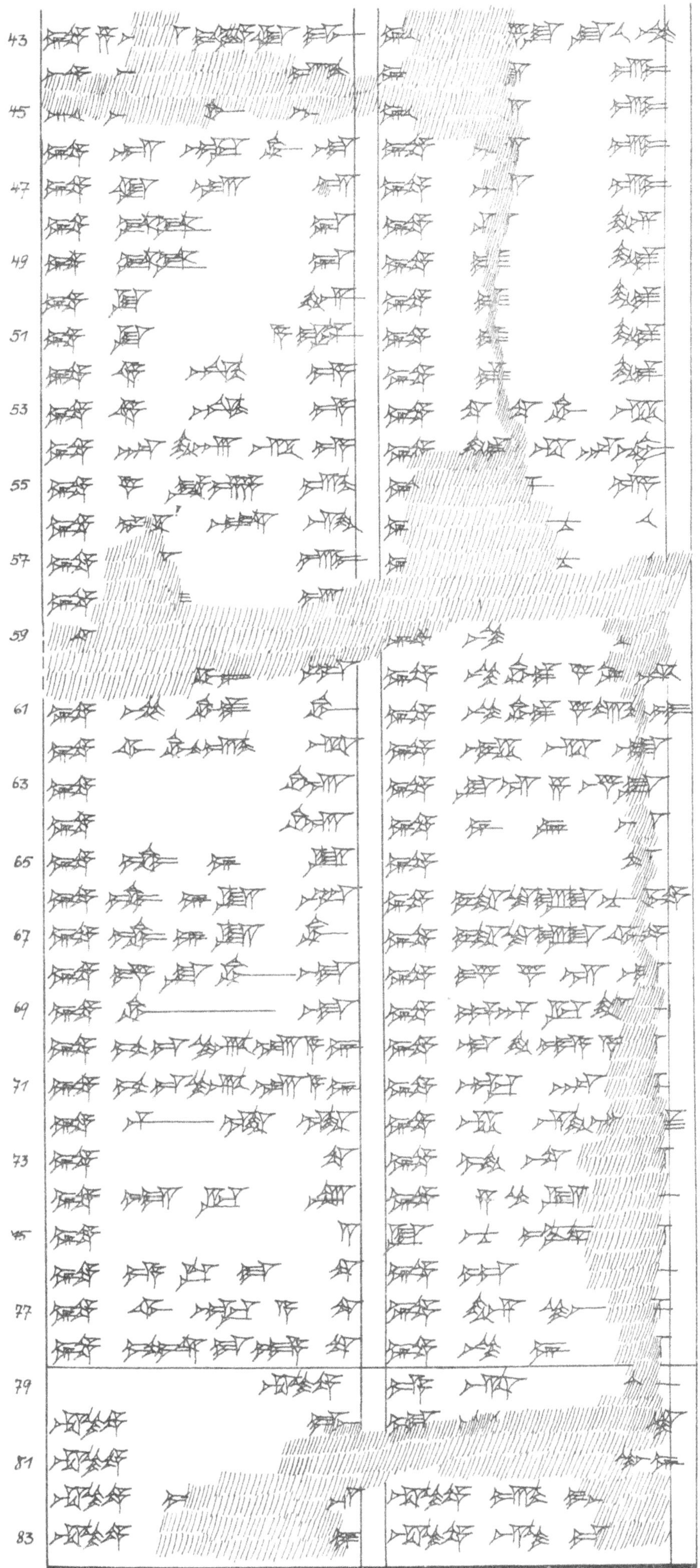

Vs. Kol. III

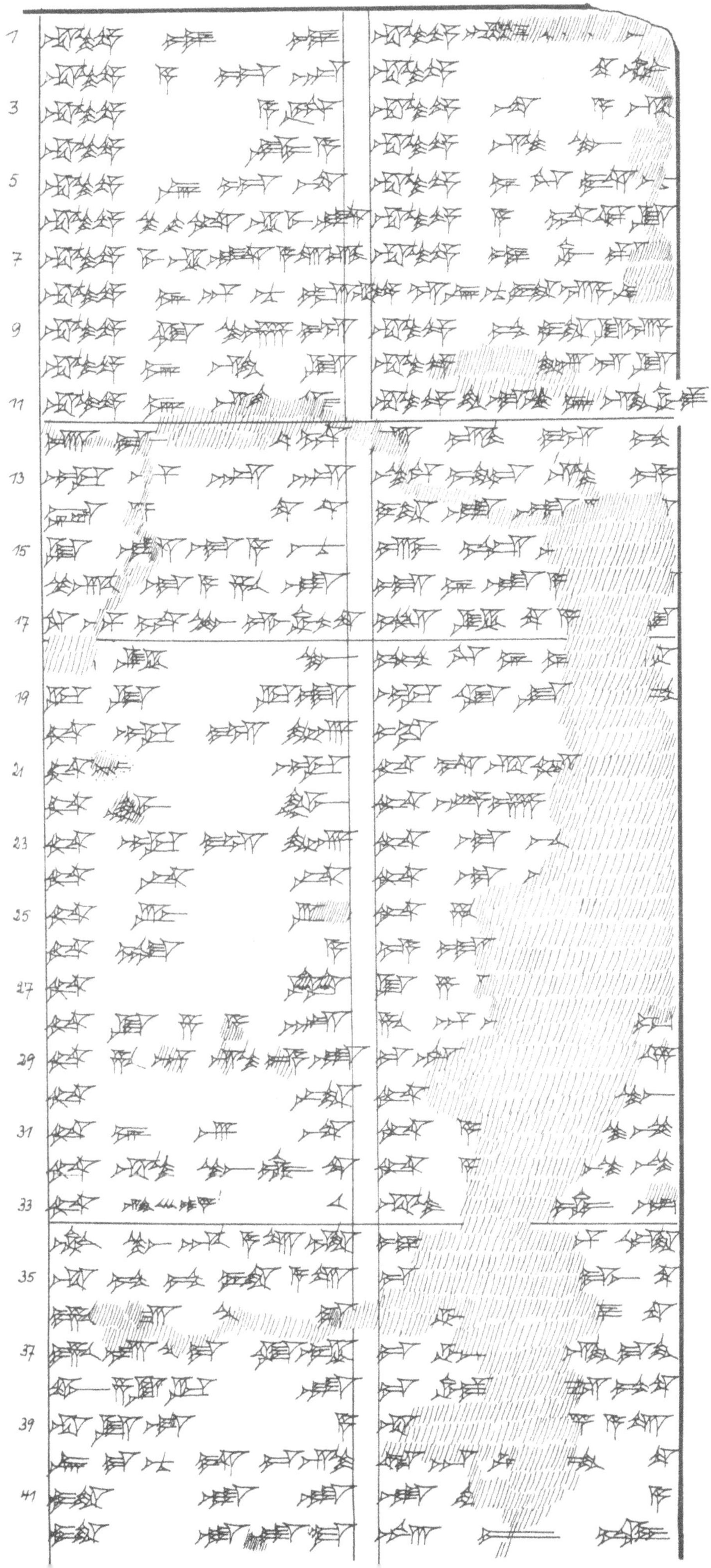

Vs. Kol. III (Fortsetzung)

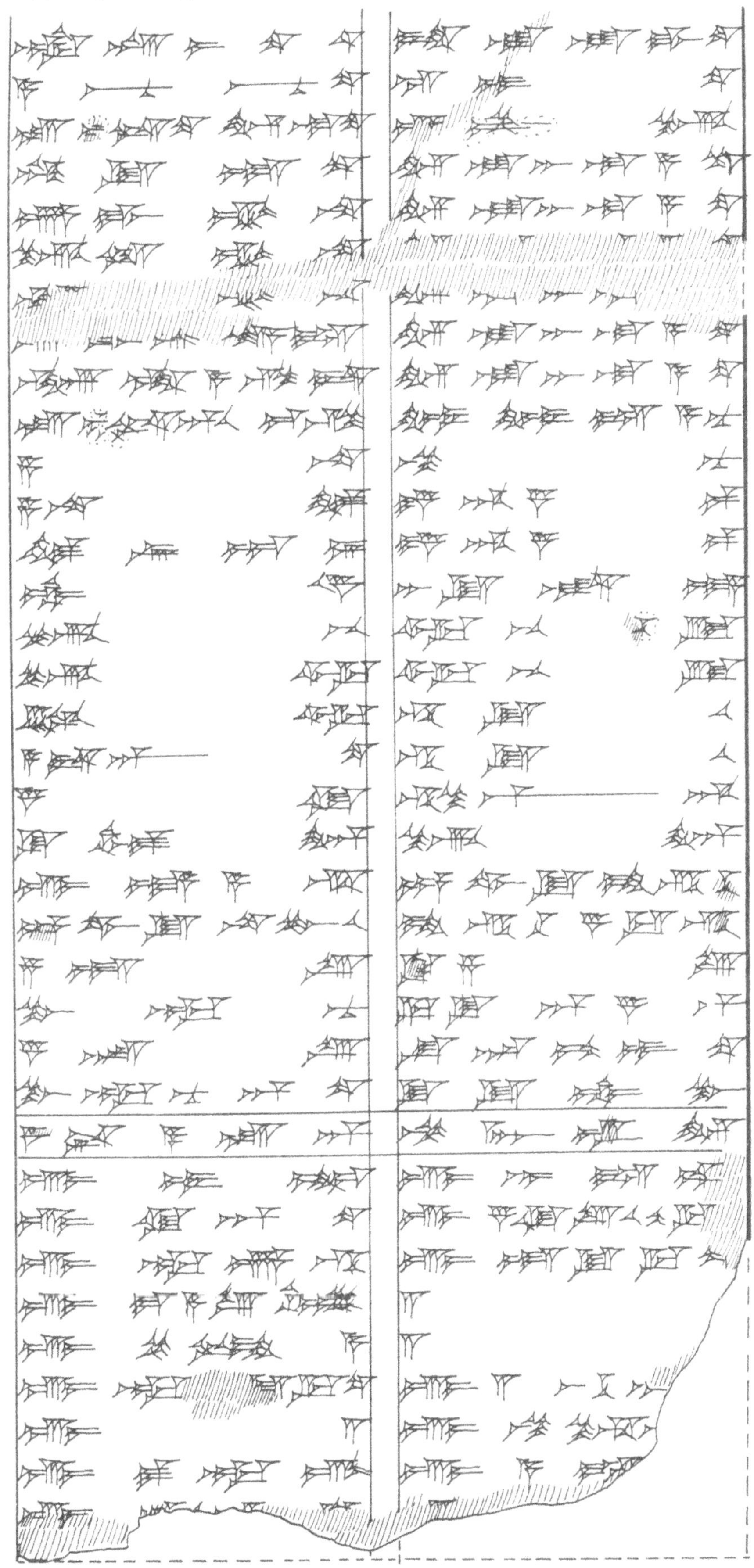

Rs. Kol. IV

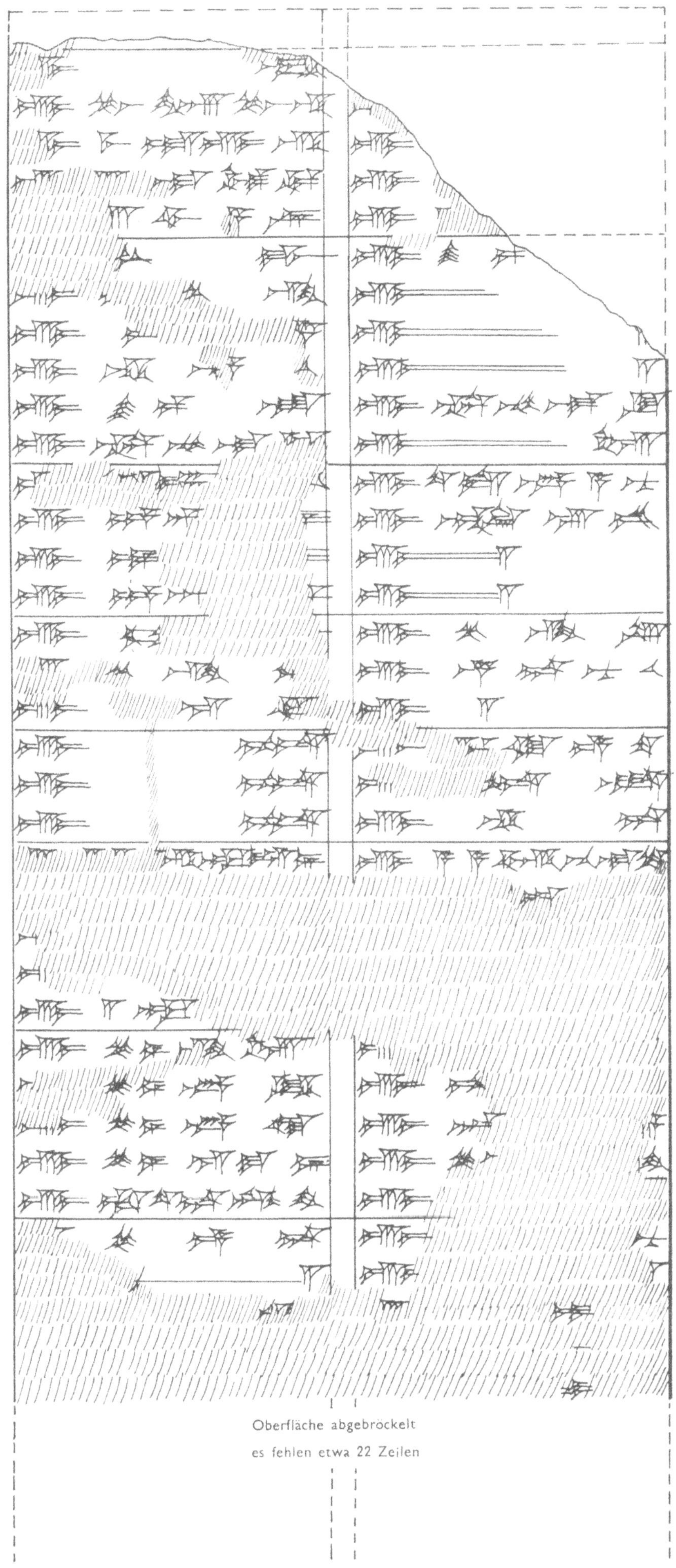

Rs. Kol. IV (Fortsetzung)

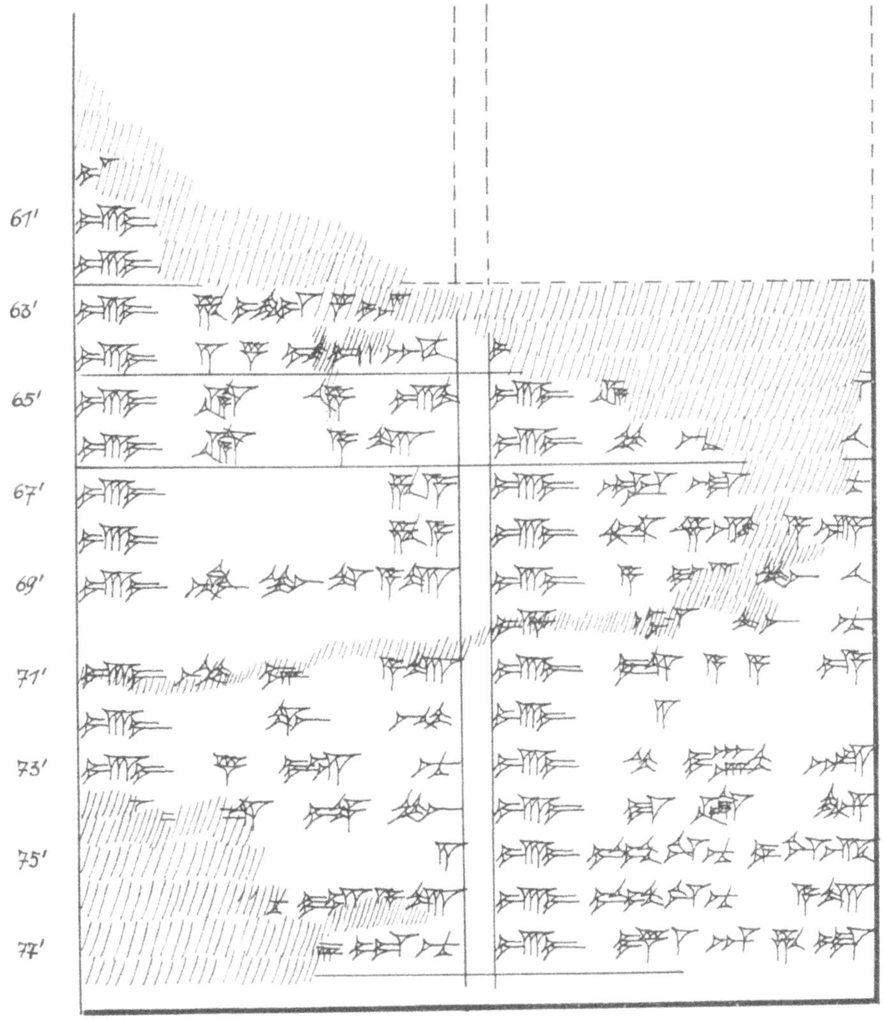

Rs. Kol. V

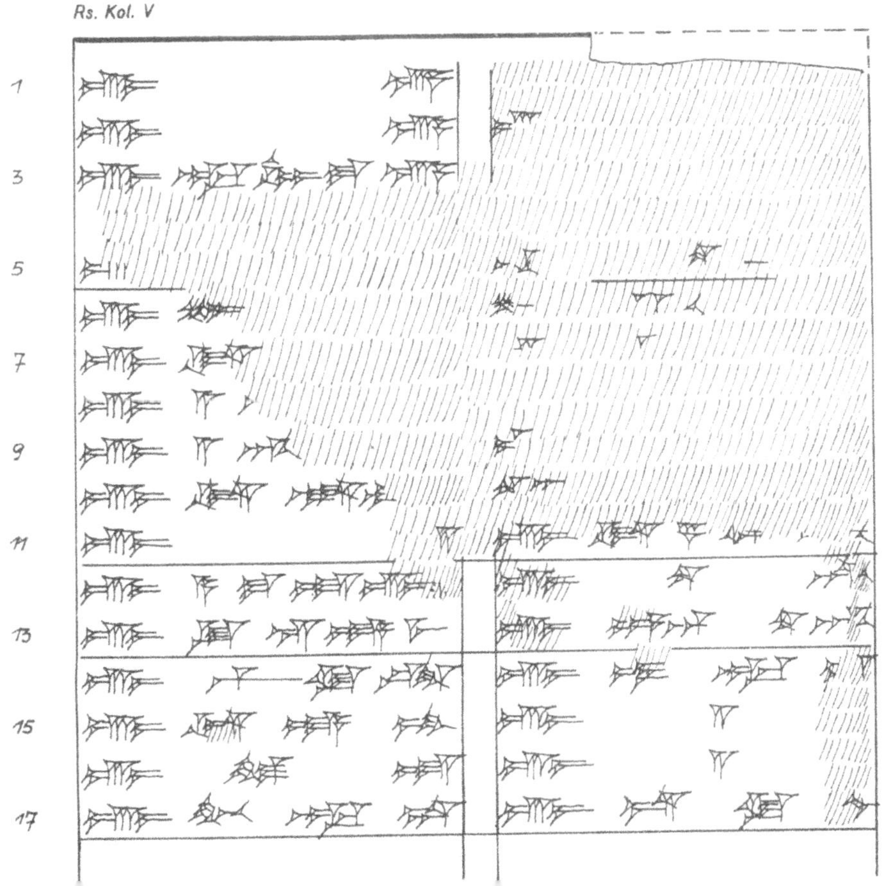

Rs. Kol. V (Fortsetzung)

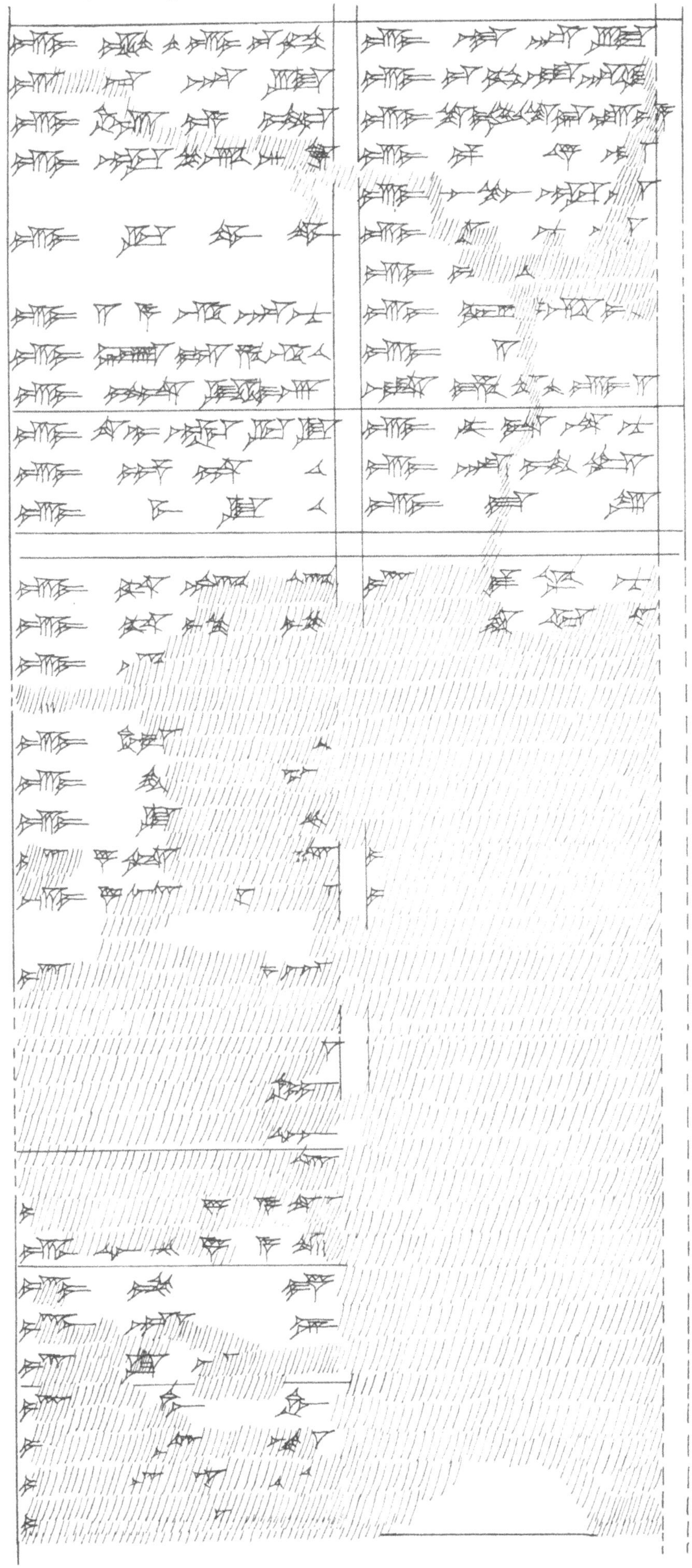

Rs. Kol. V (Fortsetzung)

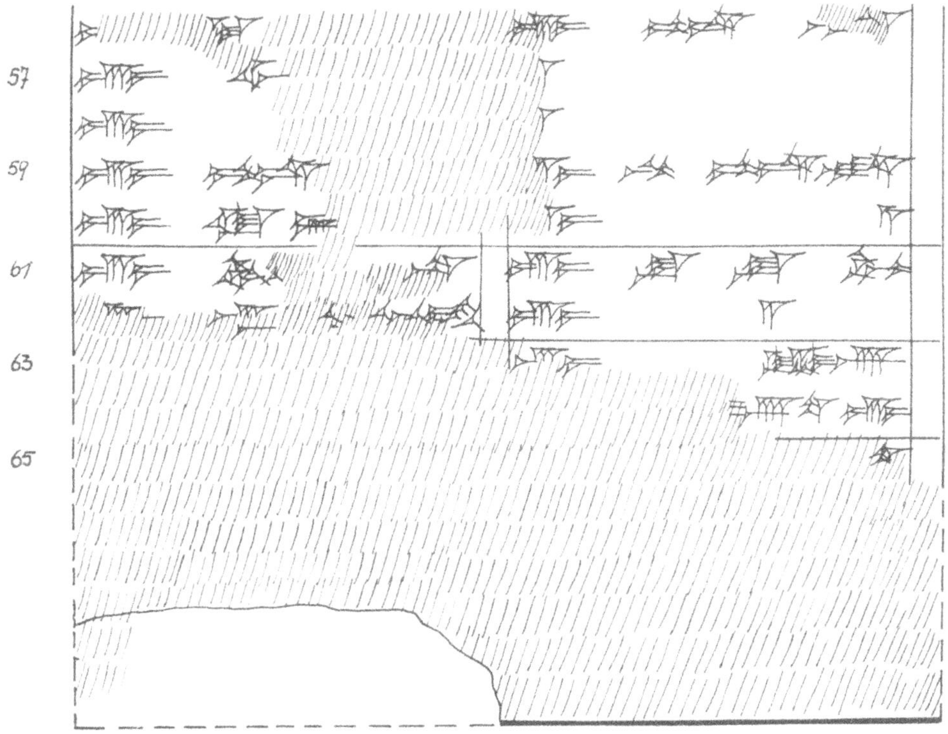

Rs. Kol. VI

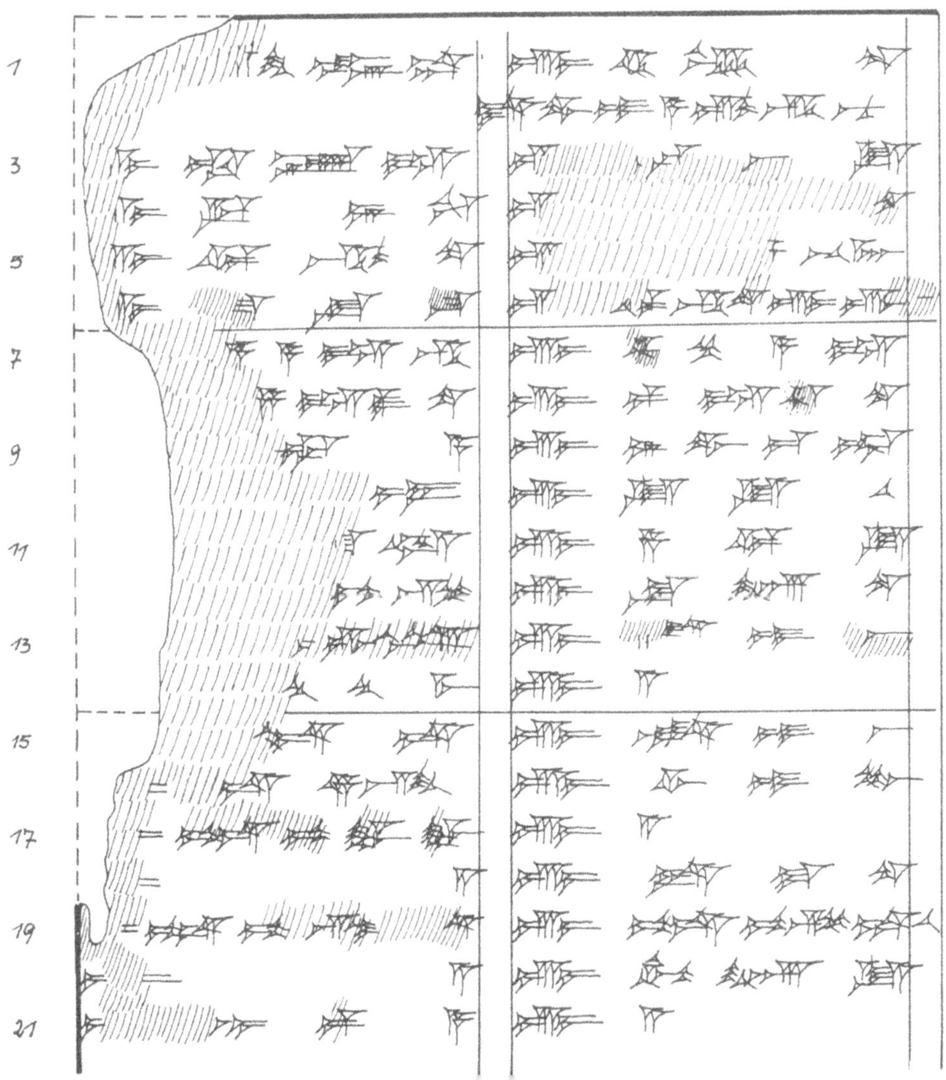

Rs. Kol. VI (Fortsetzung)

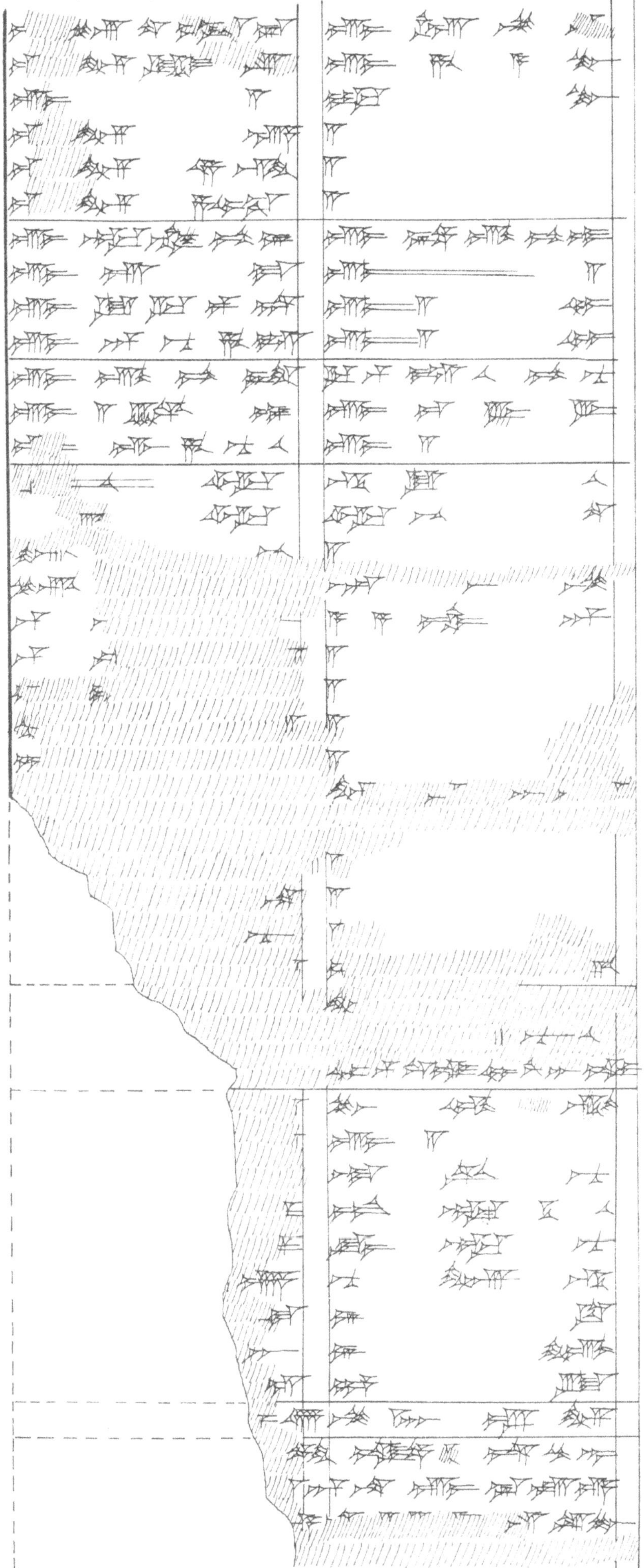

es fehlen etwa 10 Zeilen

13 K. 4431* + 10061* + 10080*

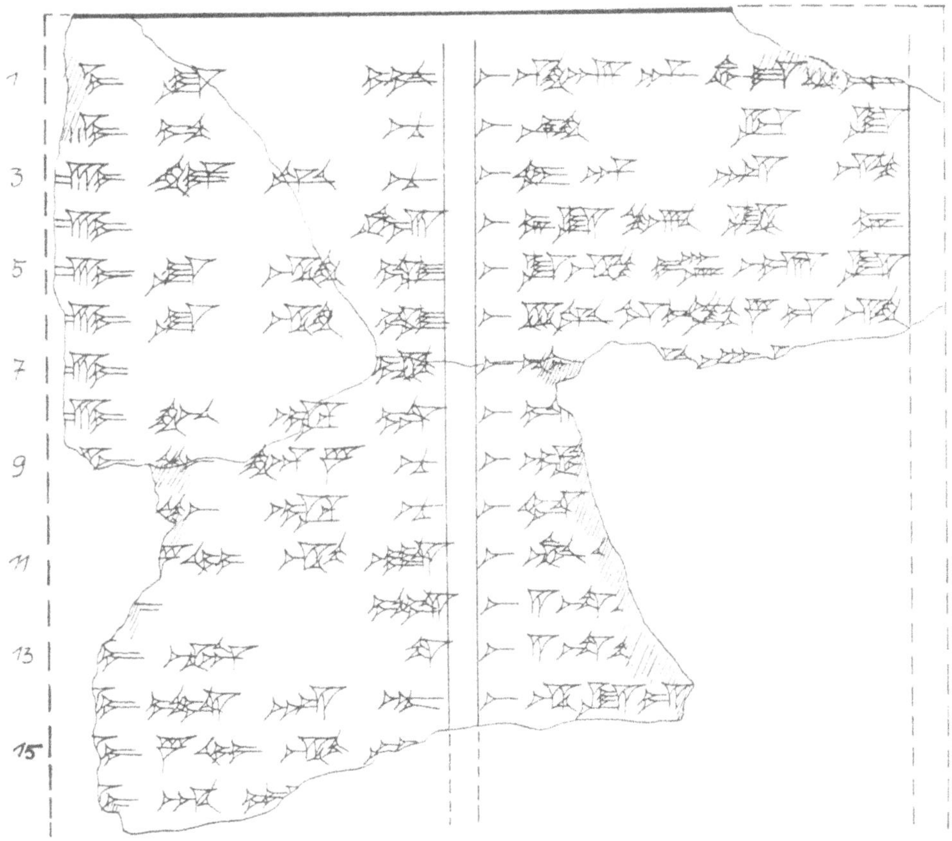

14 81-2-4, 272*

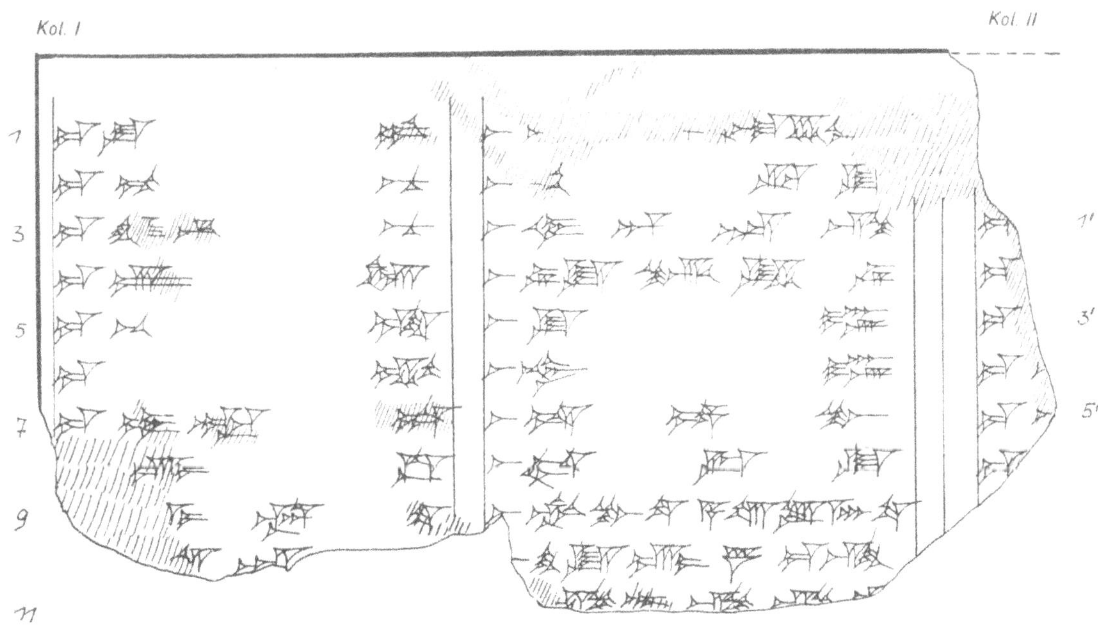

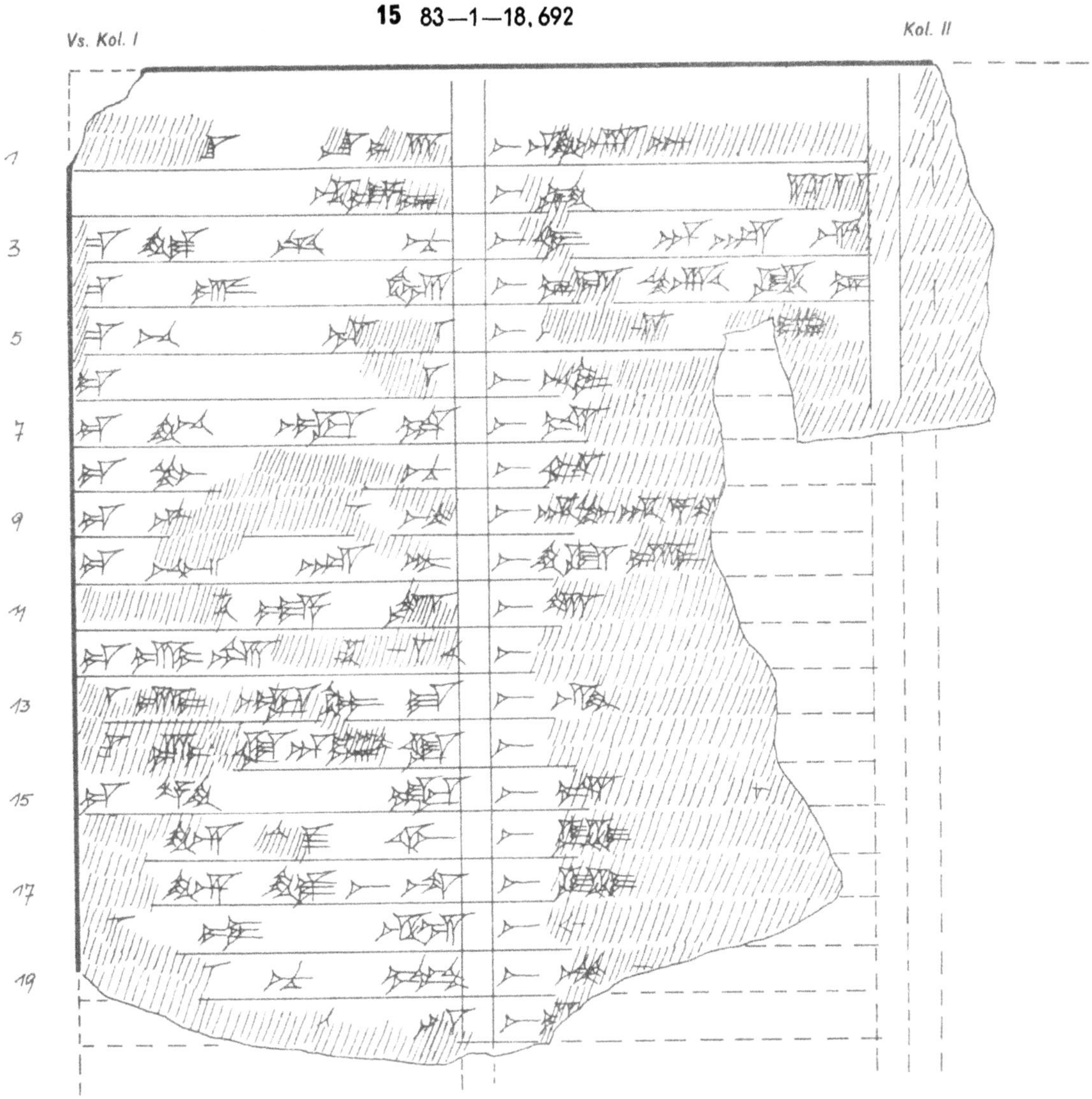

nach größerer Lücke folgt Sm. 1701, Vs. (RA 17, 181).

Sm. 1701, Rs. (RA 17, 182).

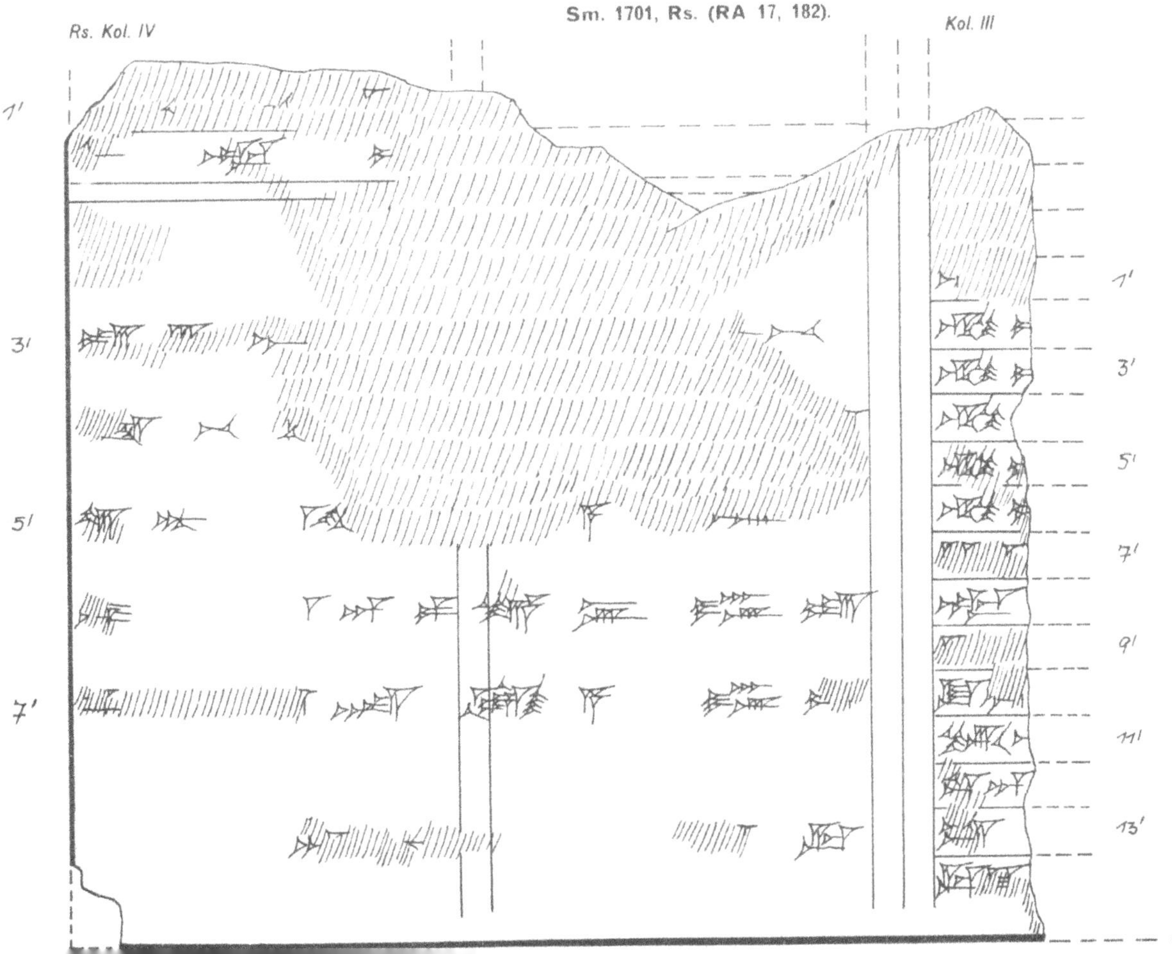

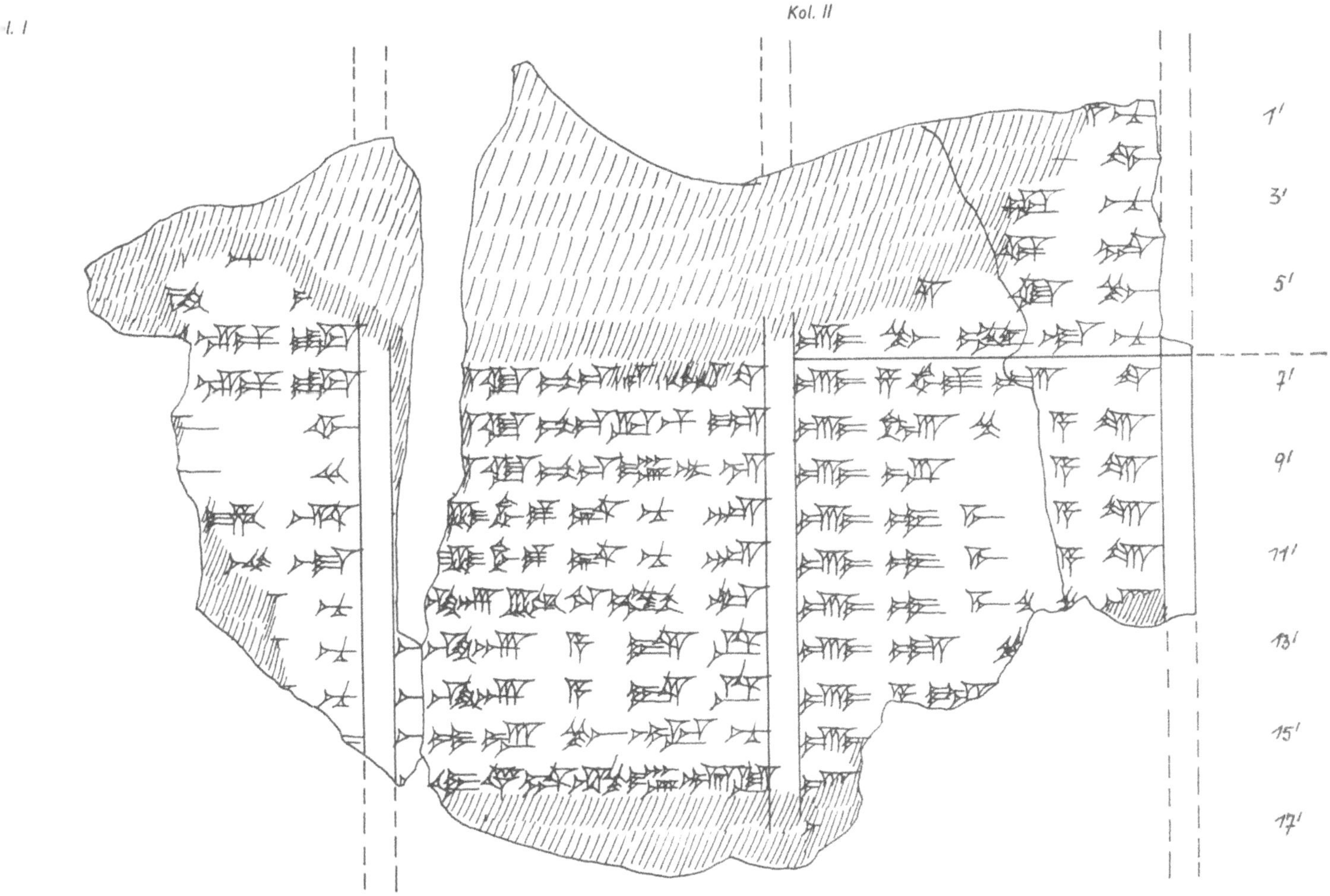
Kol. I
Kol. II
1'
3'
5'
7'
9'
11'
13'
15'
17'

17 K. 8782*

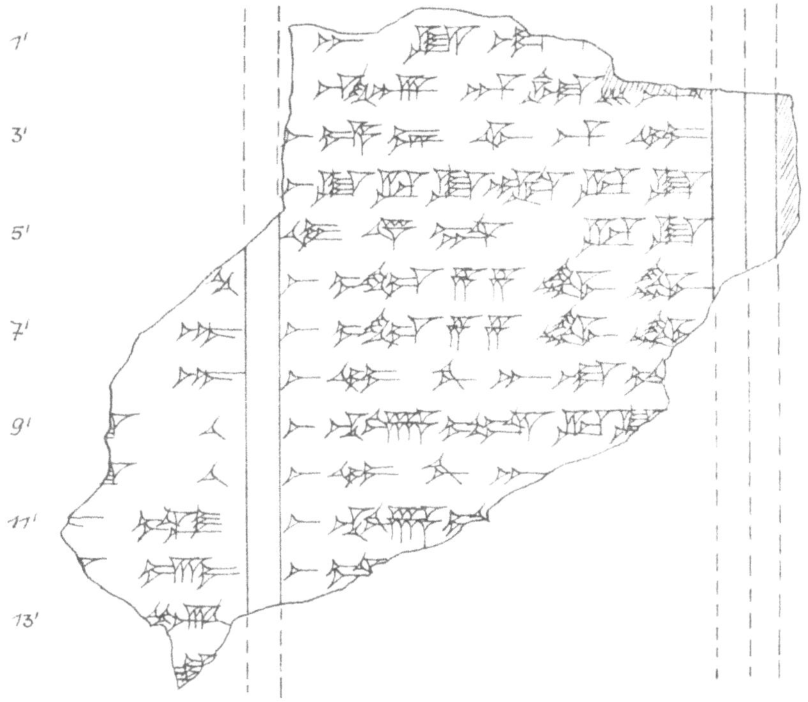

18 K 6548*

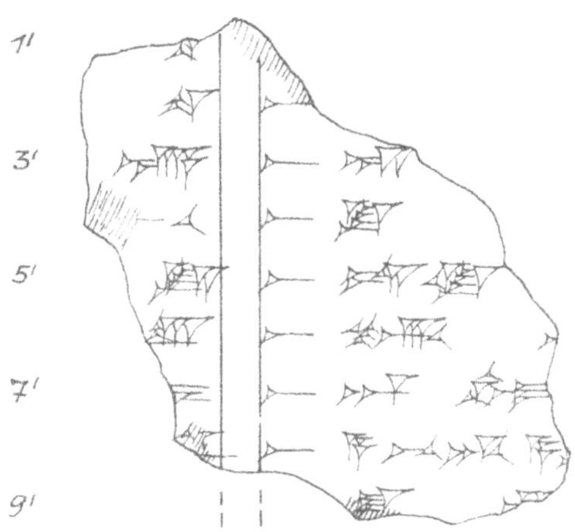

19 K. 274* + 4163* + 5986* + 8764*

Vs. Kol. II

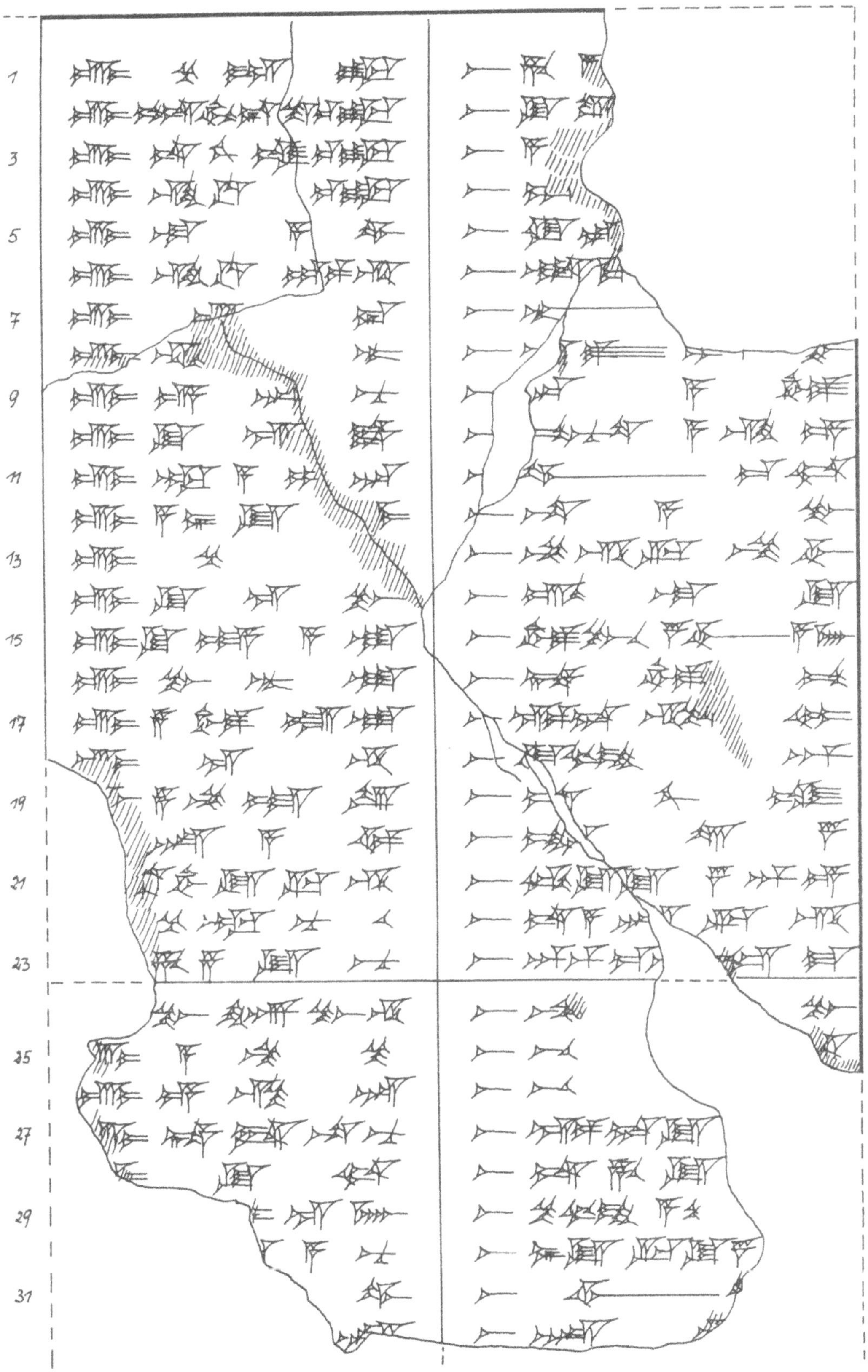

20 K. 11380*

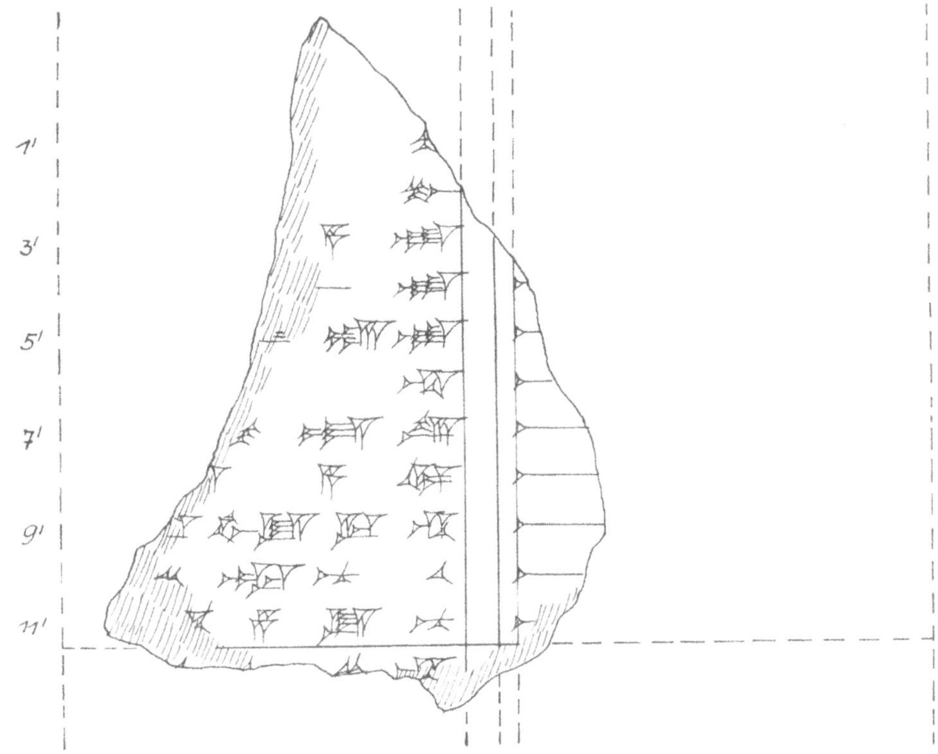

21 VAT 10296

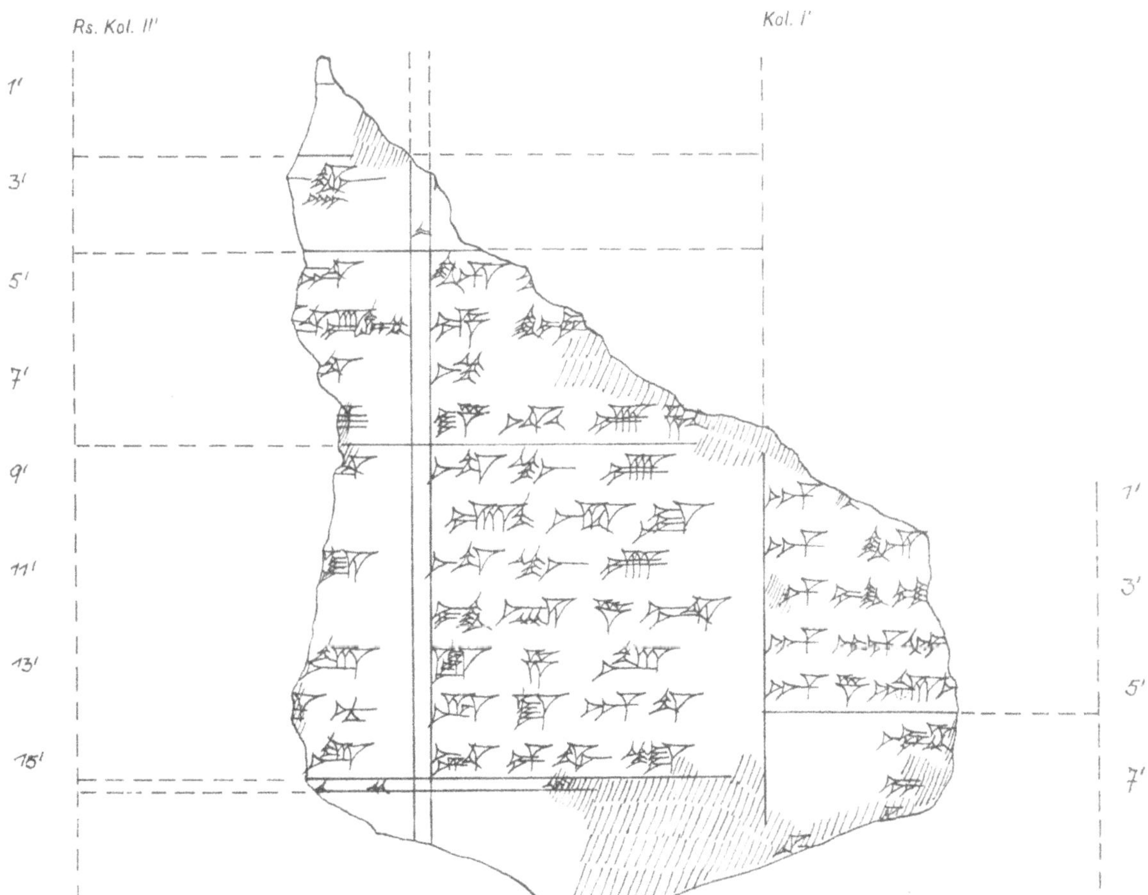

Vs. Kol. I

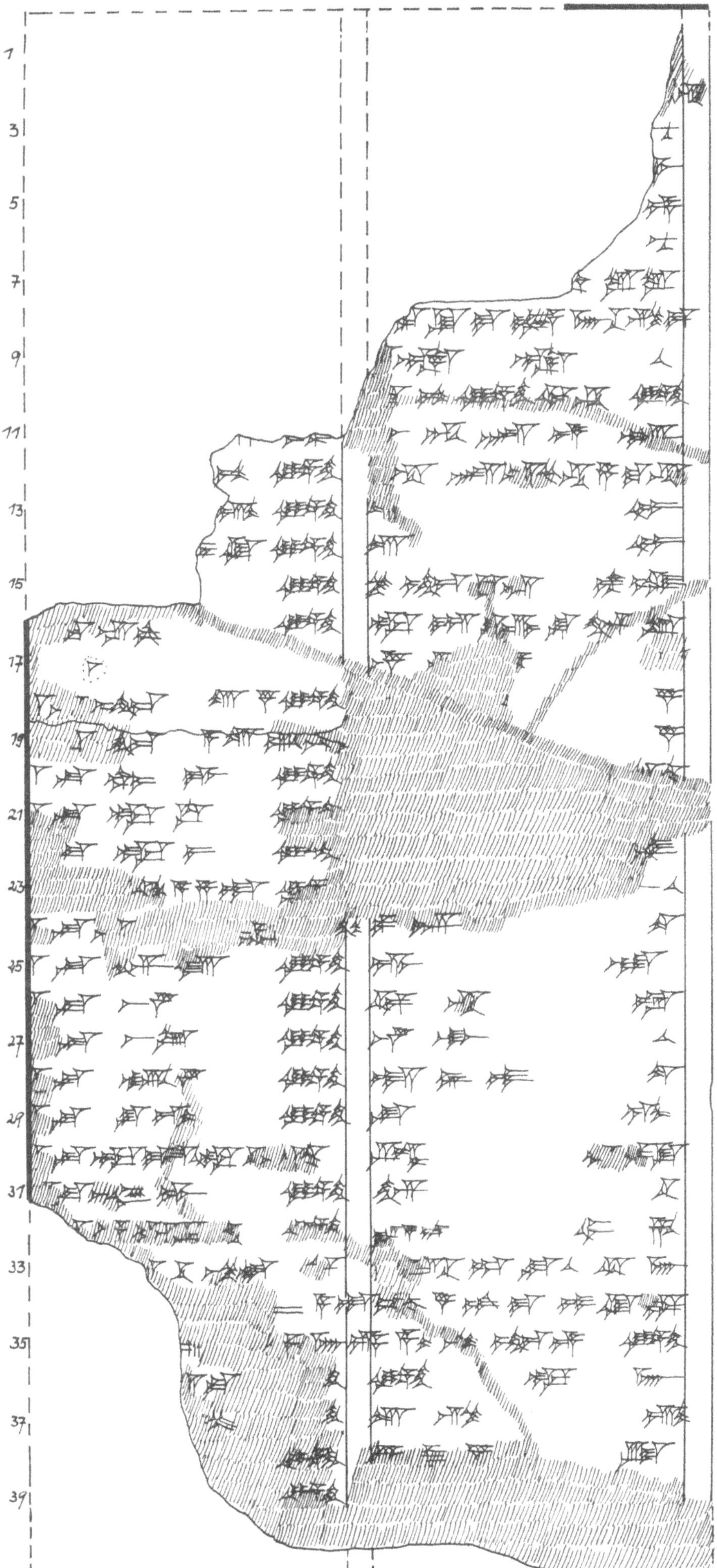

Vs. Kol. II

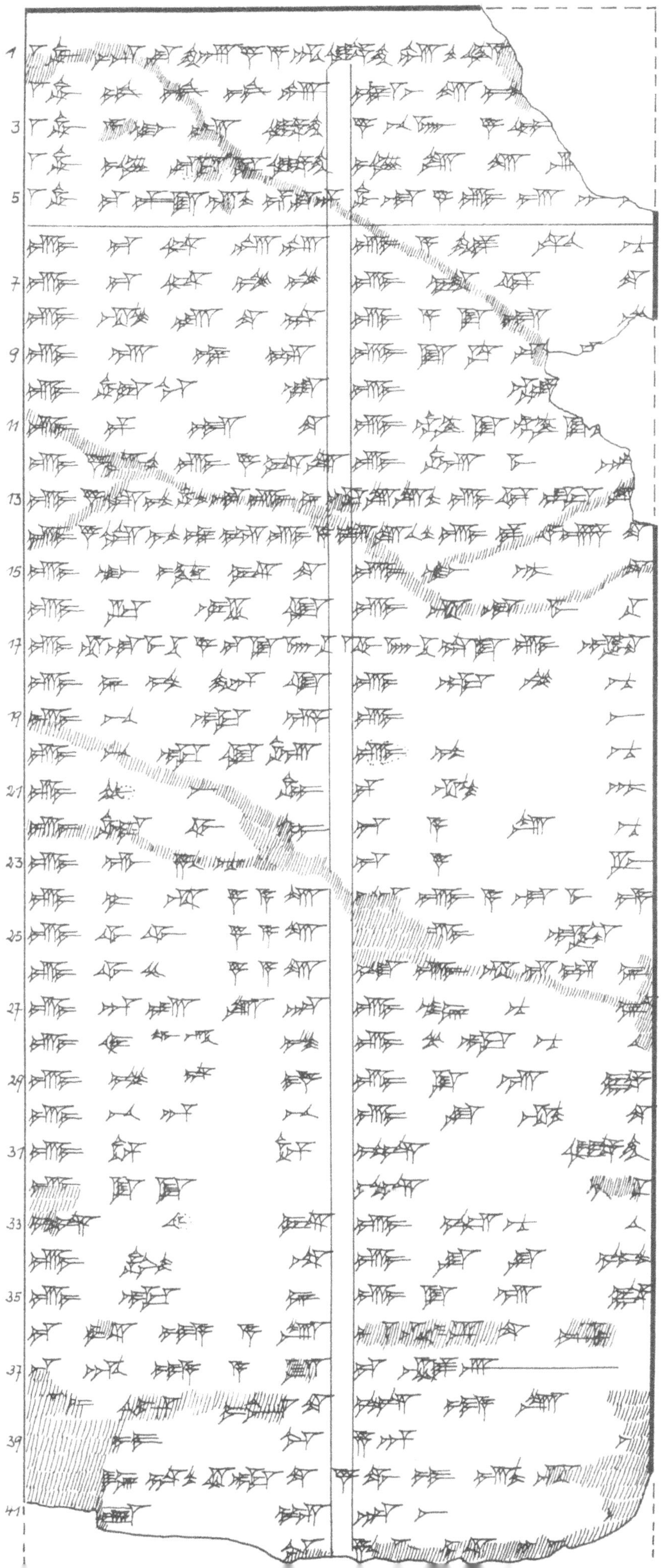

Rs. Kol. III

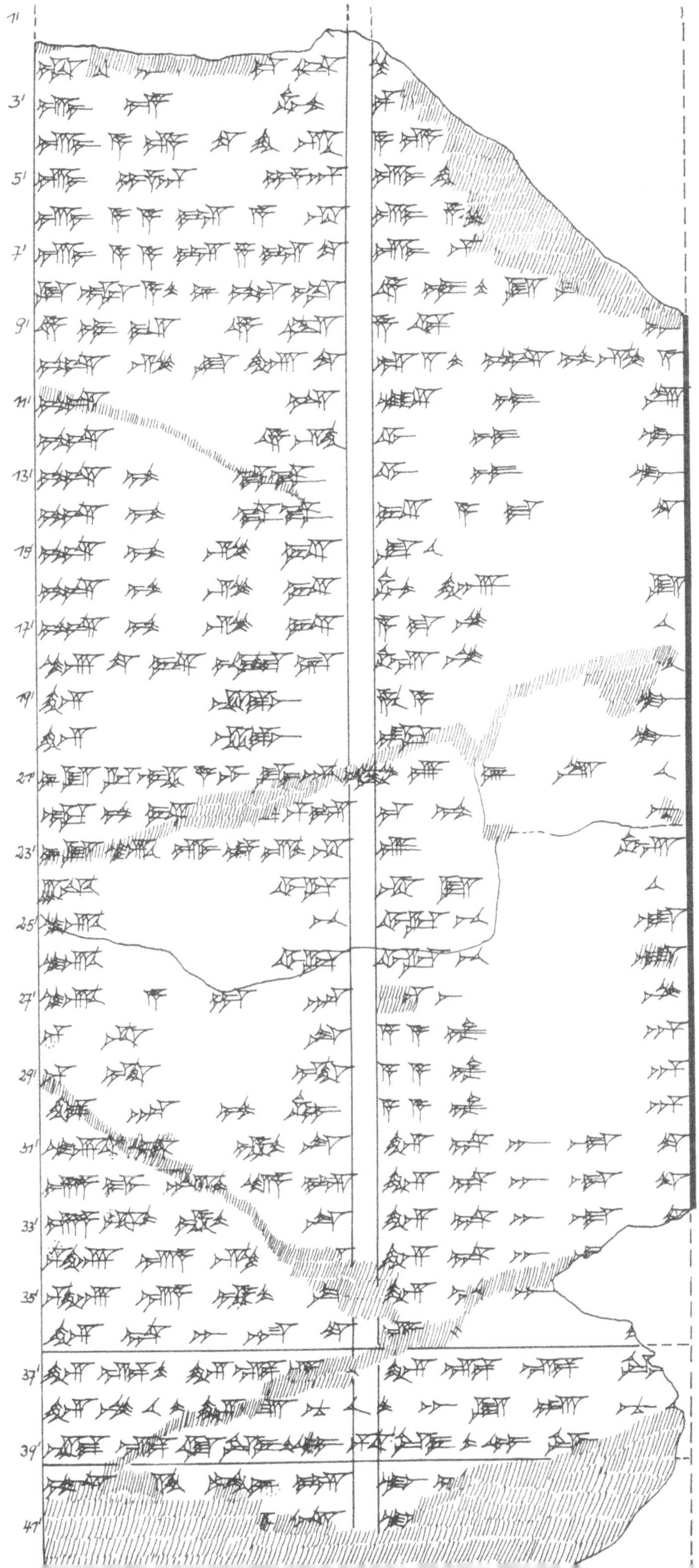

Rs. Kol. IV

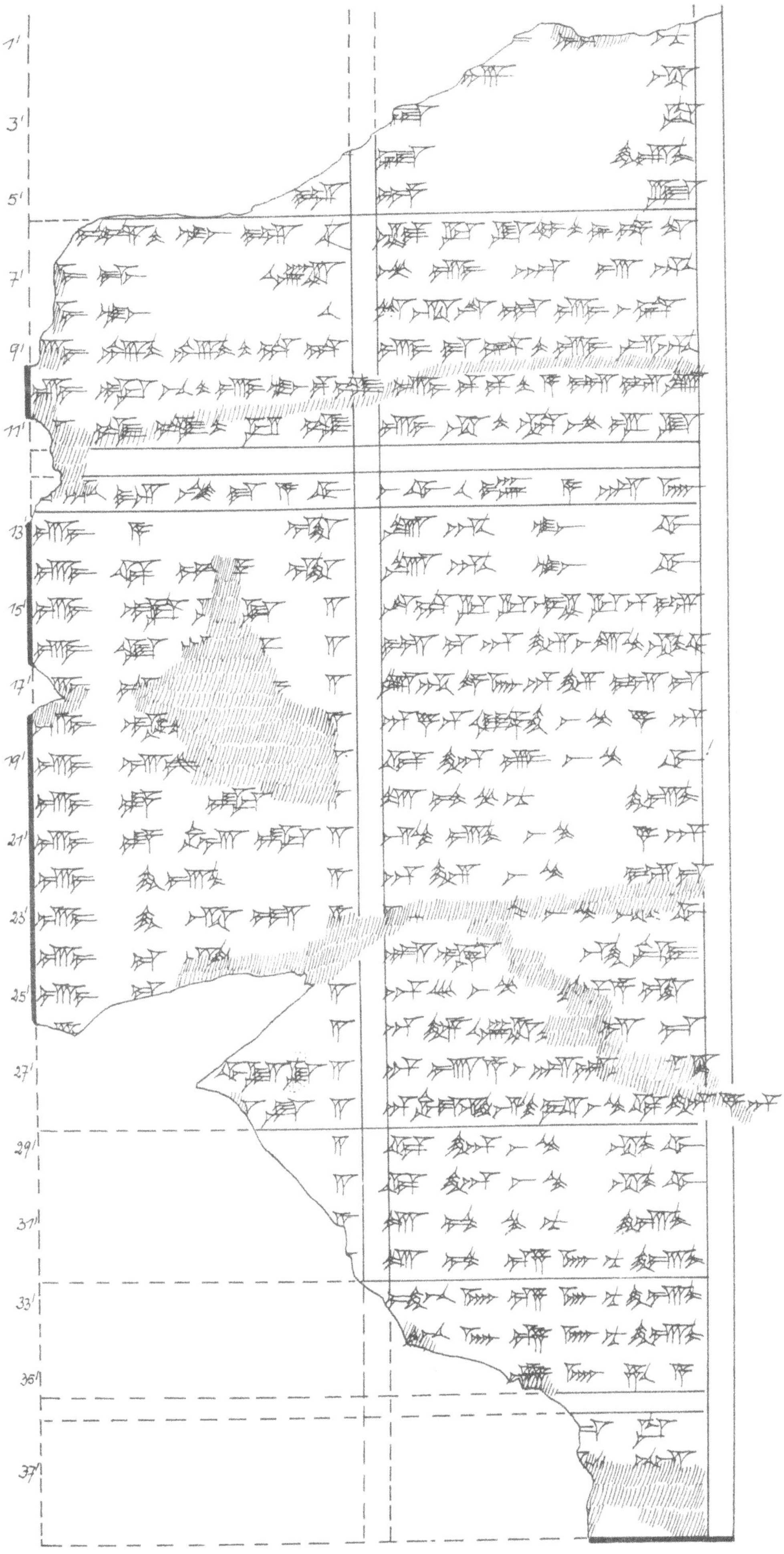

23 K. 5447* + 7270* + 9160*

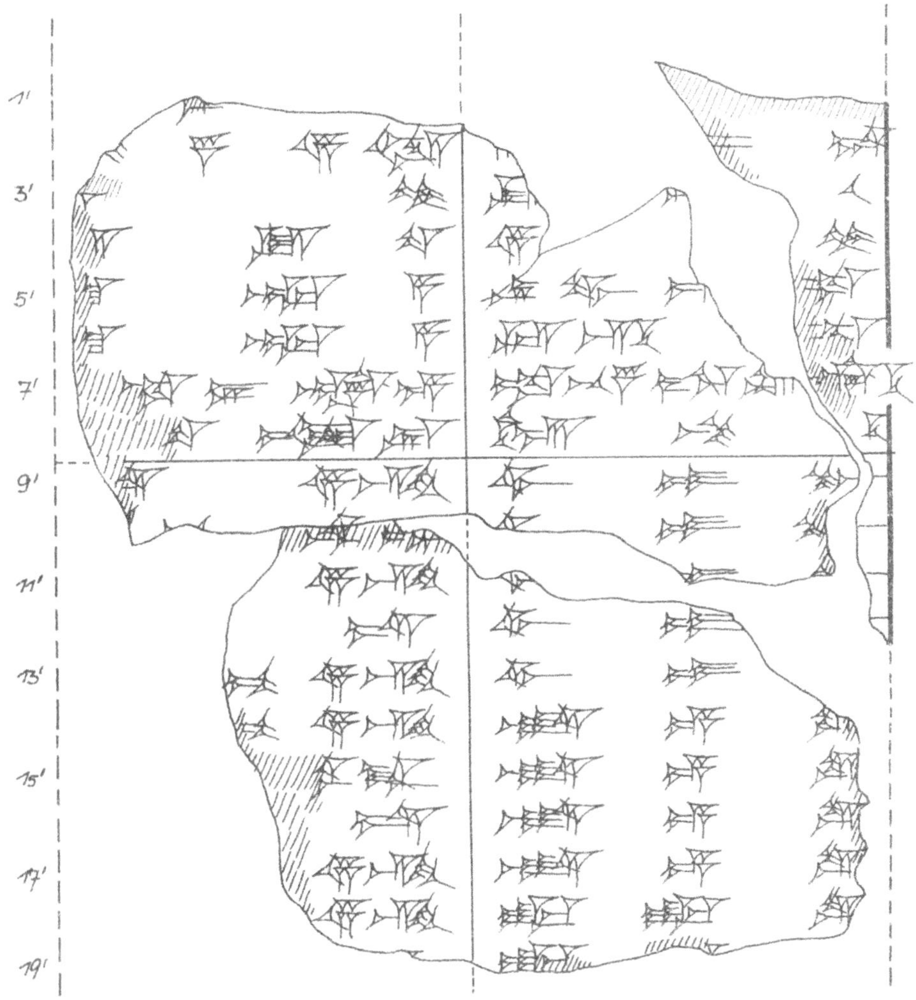

24 K. 7202

Vs.

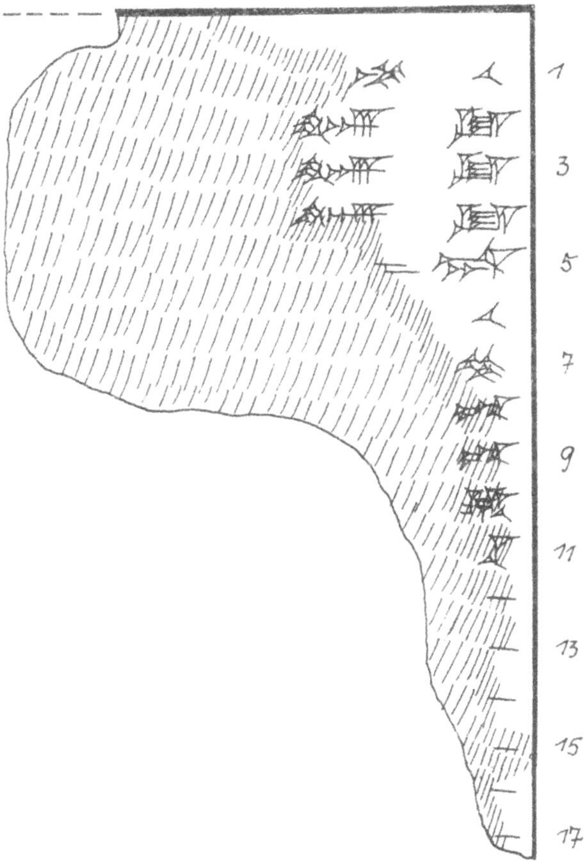

Rs.

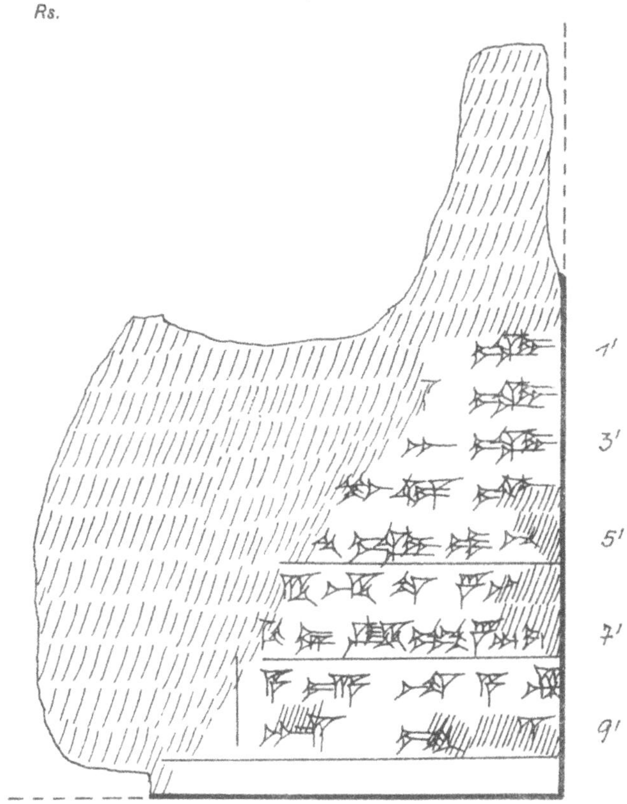

25 K. 10508

Vs.

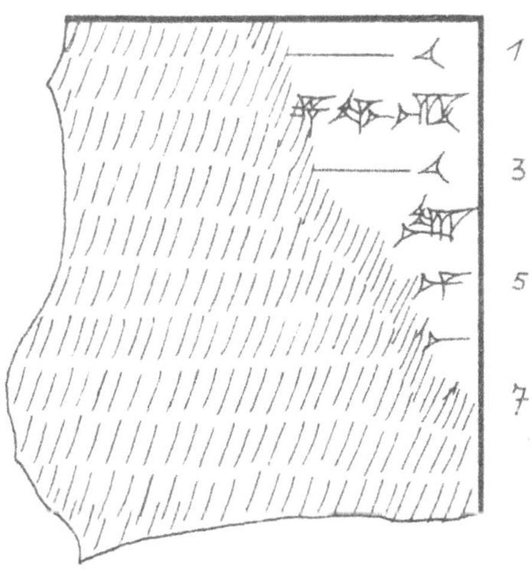

Rs.

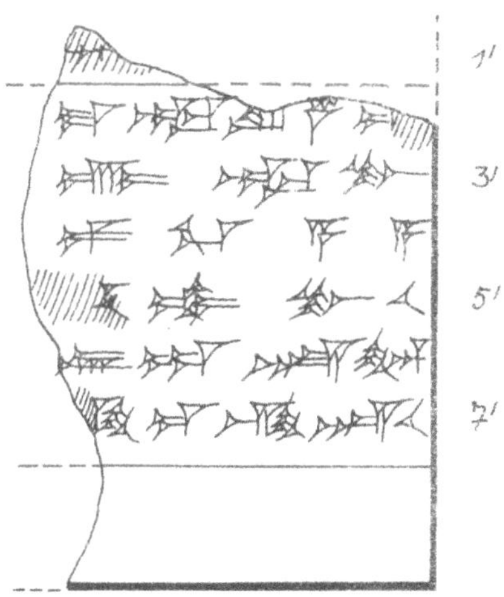

26 K. 9286*

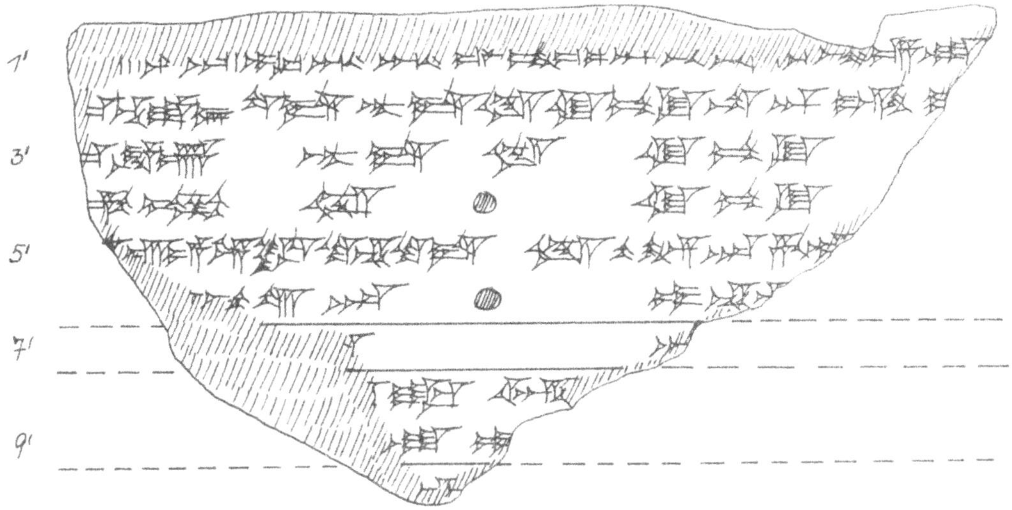

27 VAT 13766 + 13768

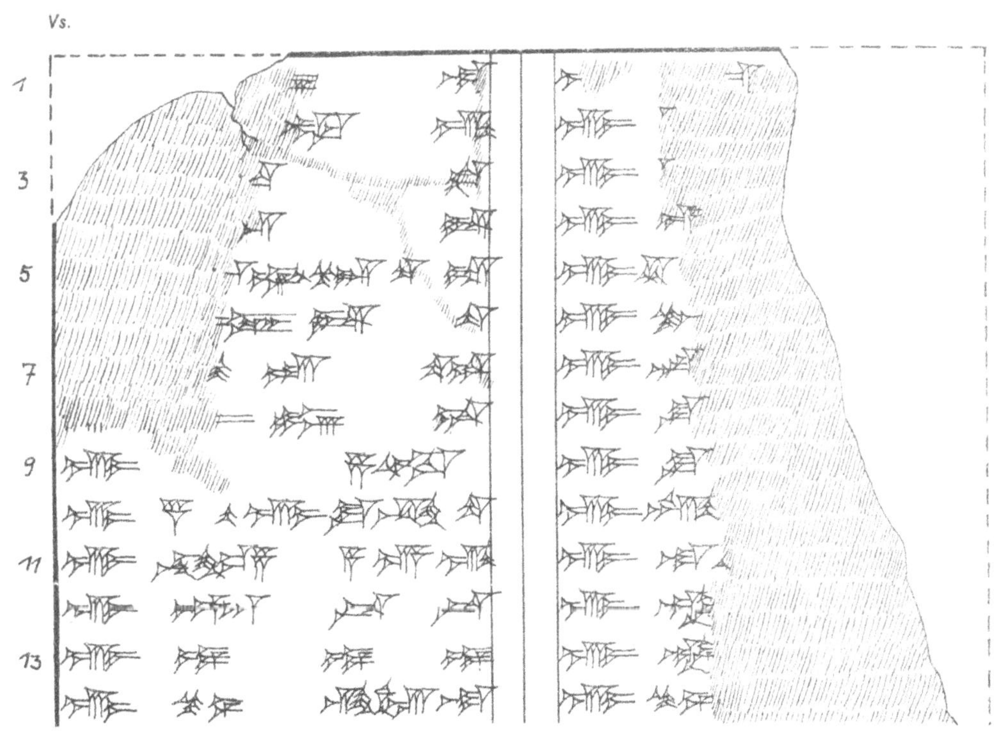

Vs. (Fortsetzung)

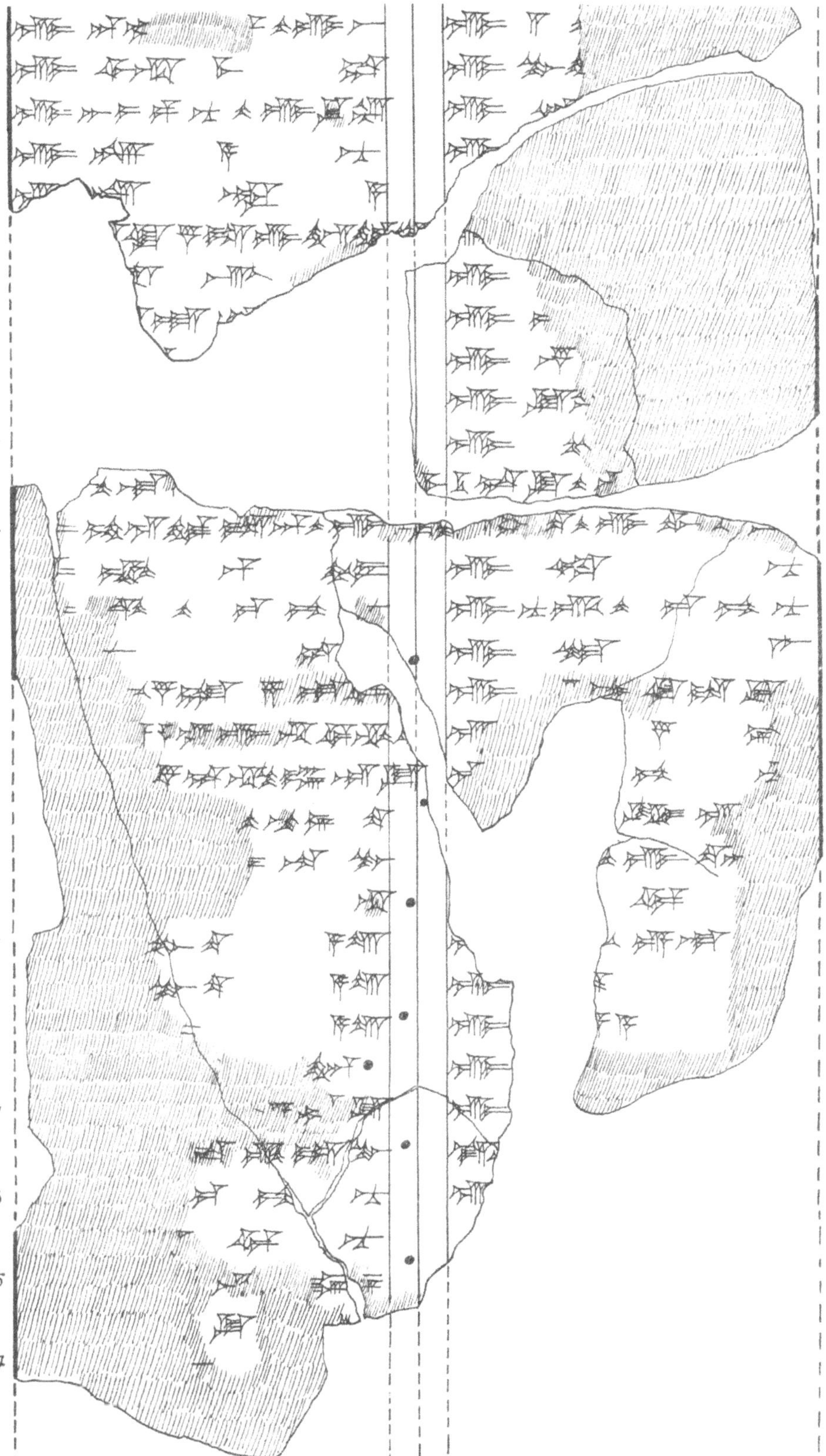

Rs.

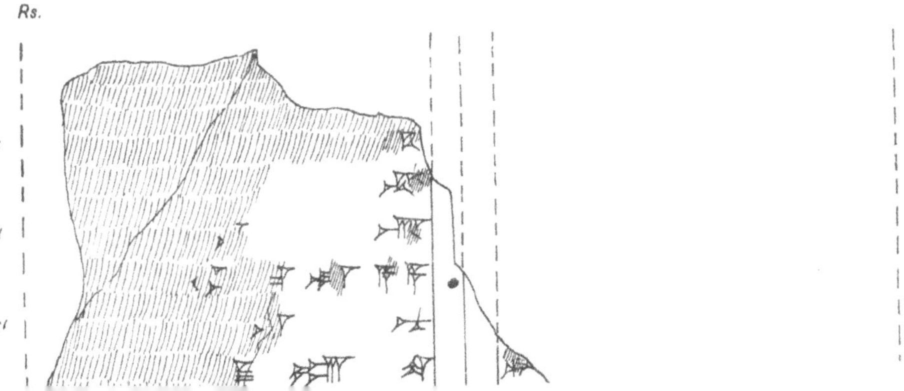

Rs. (Fortsetzung)

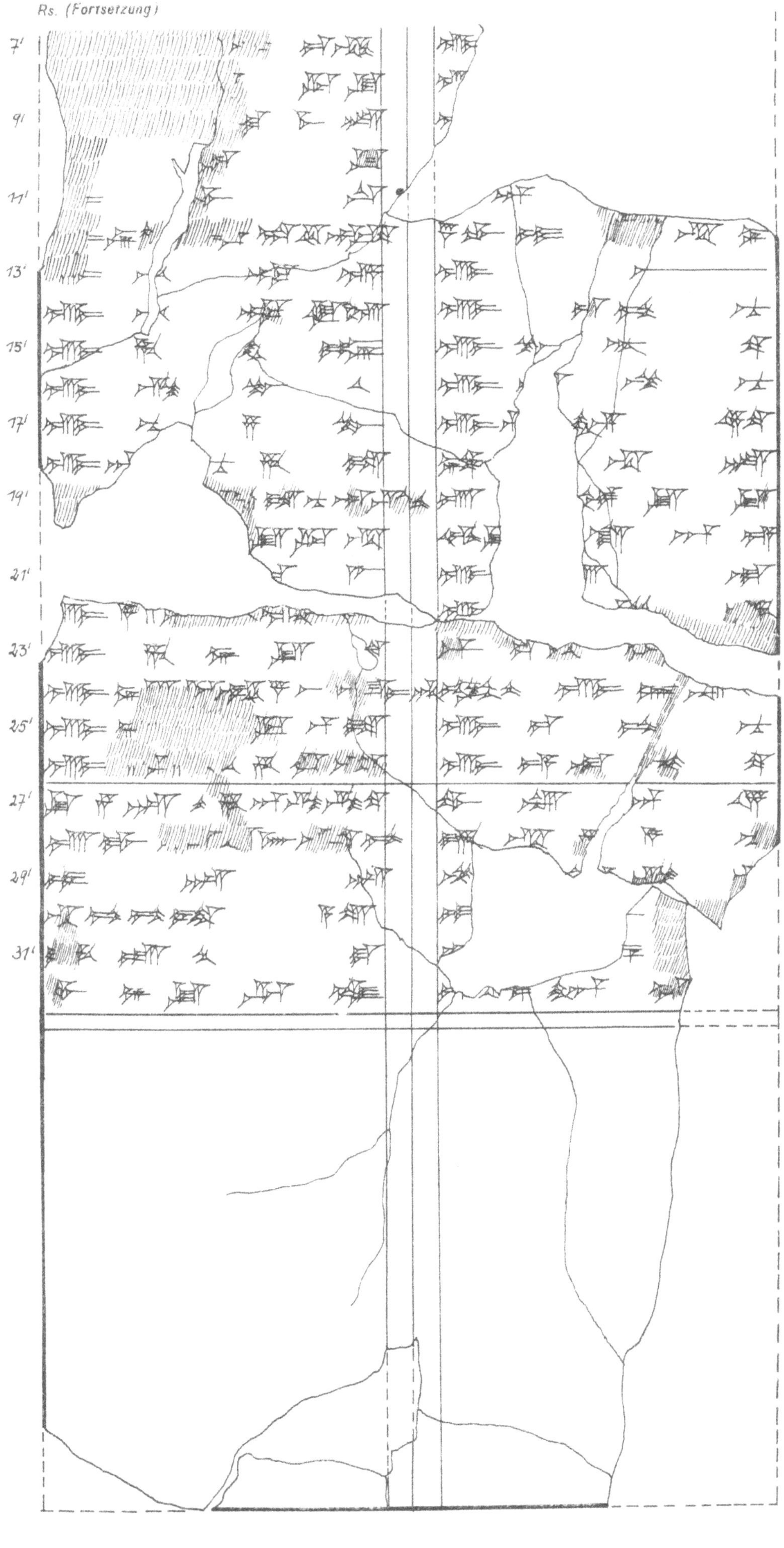

28 VAT 13762* + 13763* + 13764* + 13767* + 13772 + Ass. Fd. Nr. 17802*

Vs. Kol. I

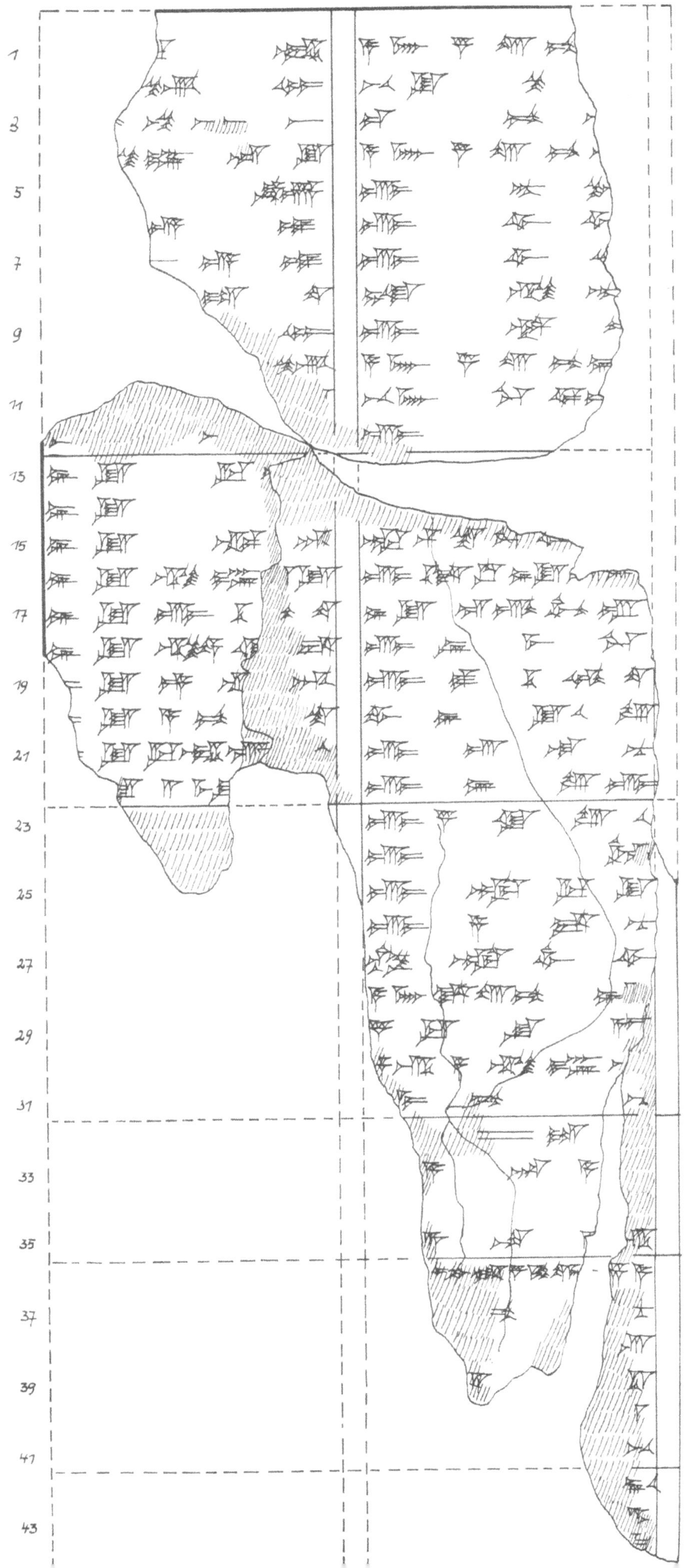

(Fortsetzung)

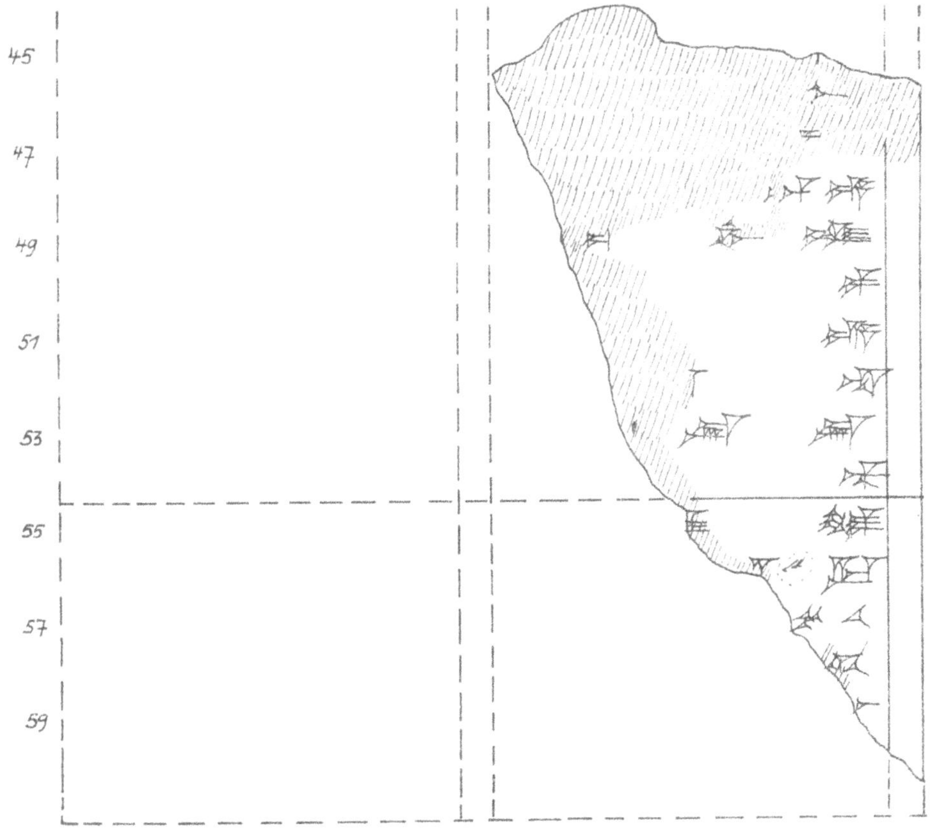

Vs. Kol. II

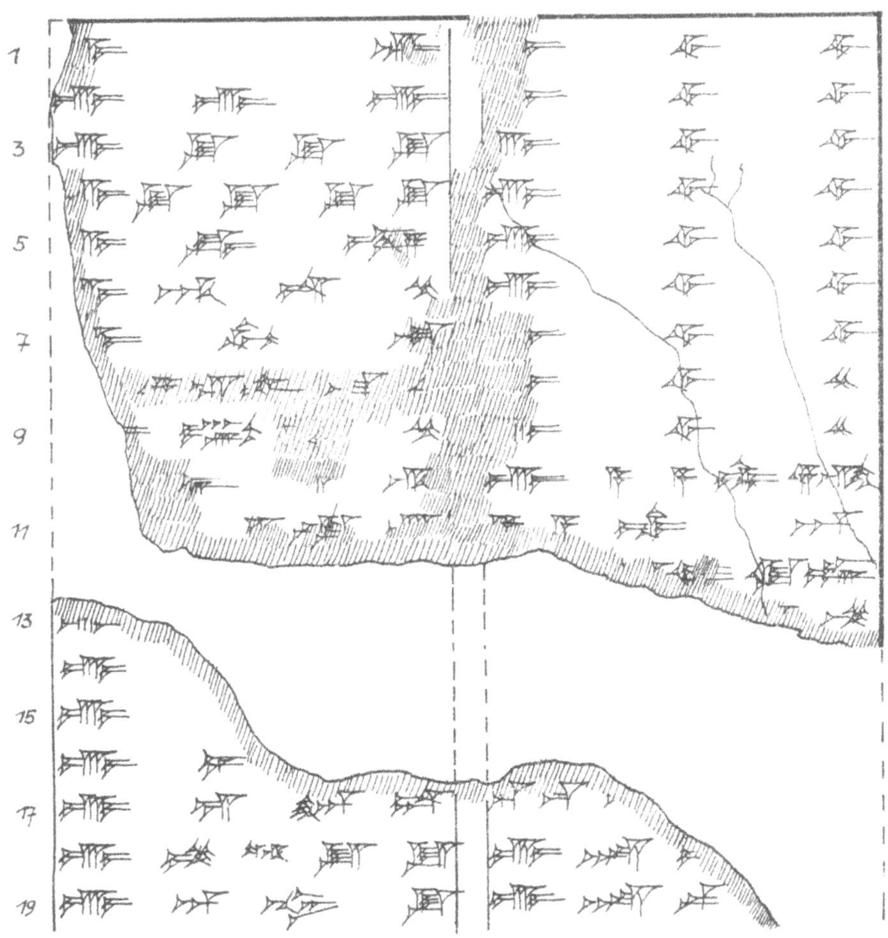

(Fortsetzung)

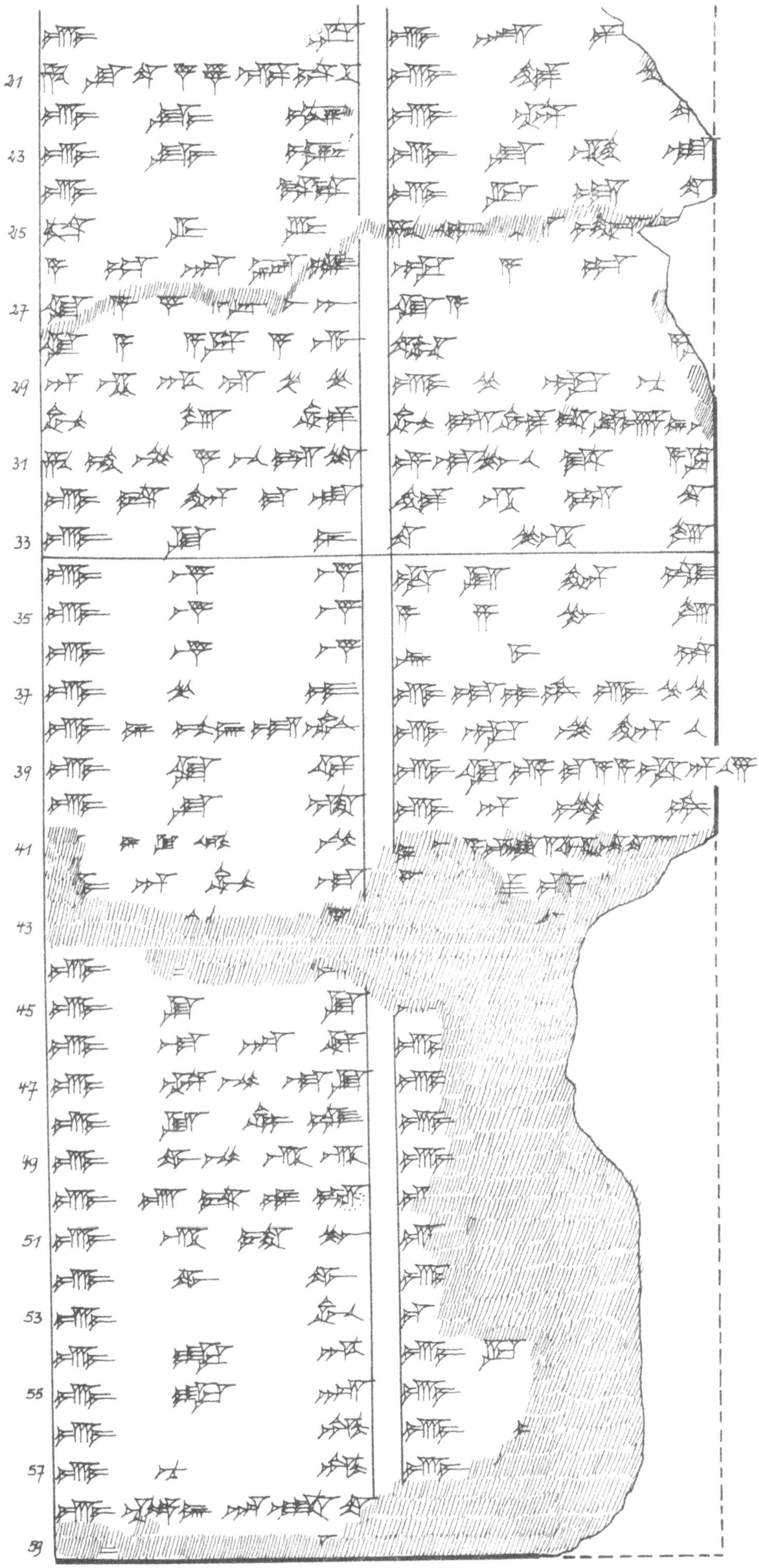

28 VAT 13762* + 13763* + 13764* + 13767* + 13772 + Ass. Fd. Nr. 17802*

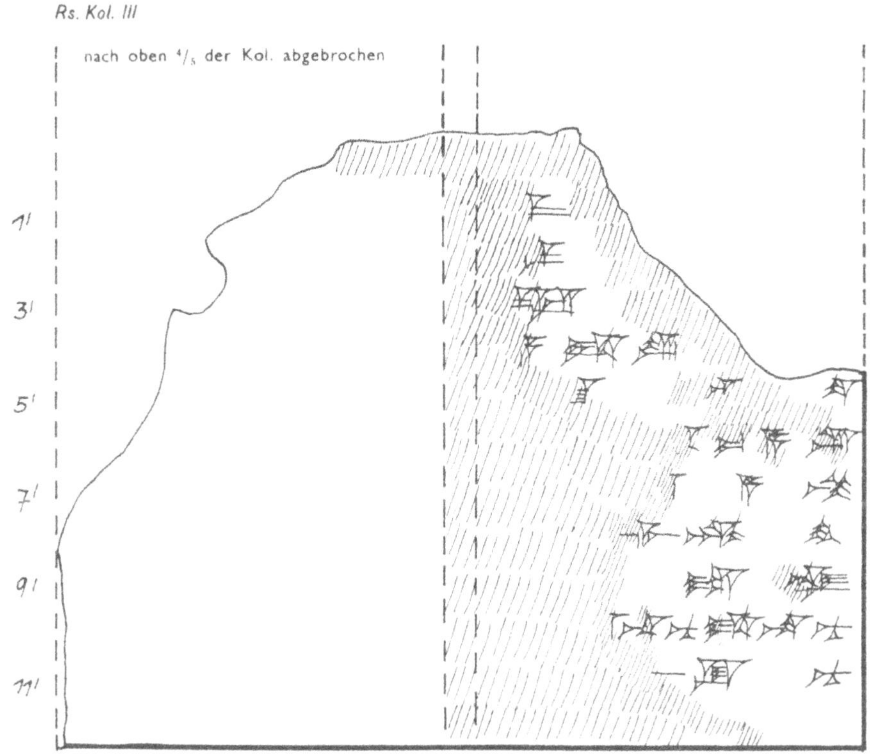

29 VAT 13765

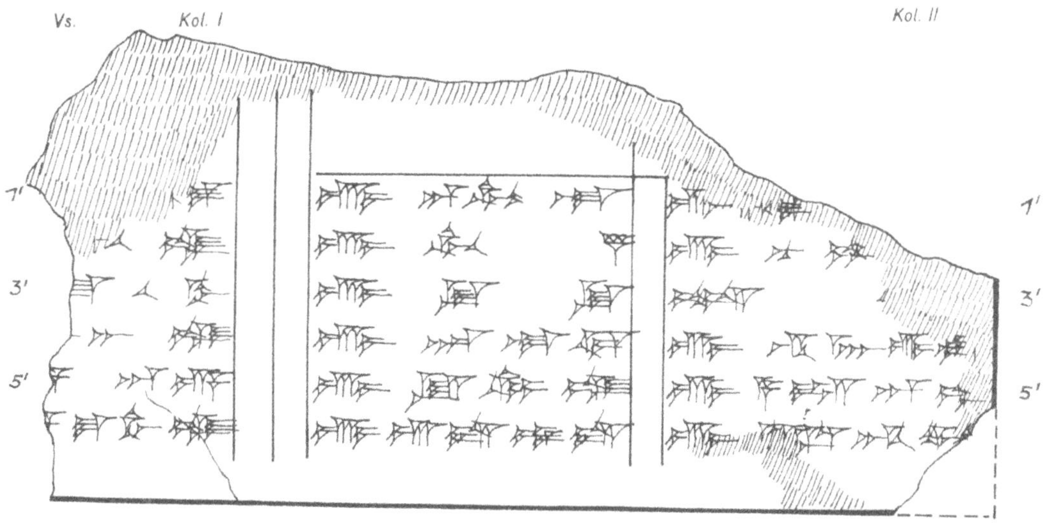

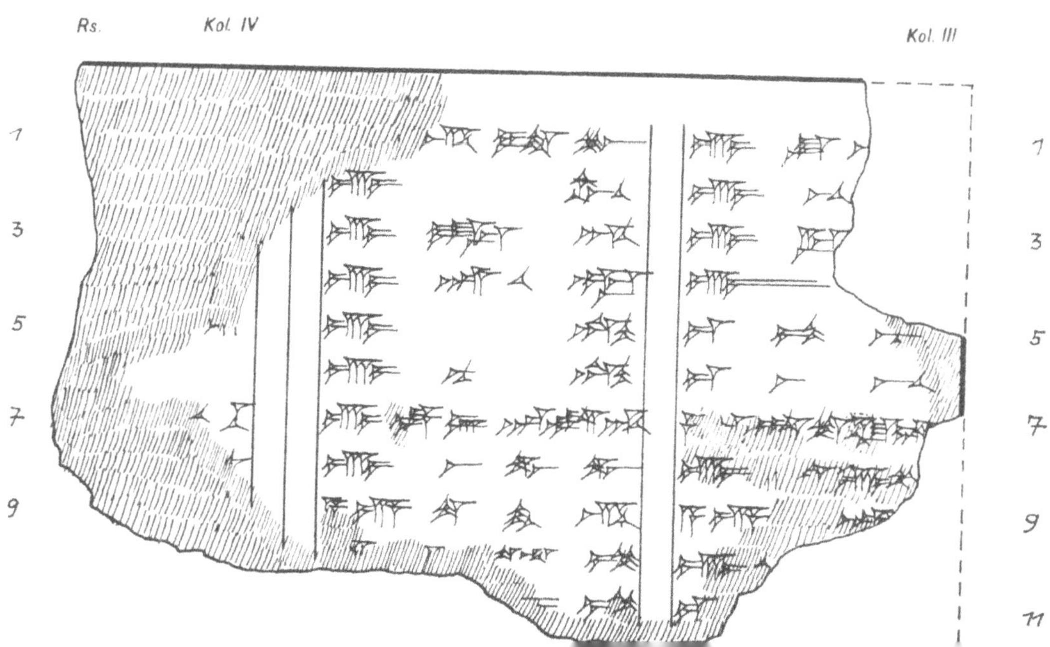

Vs. (?), Kol I

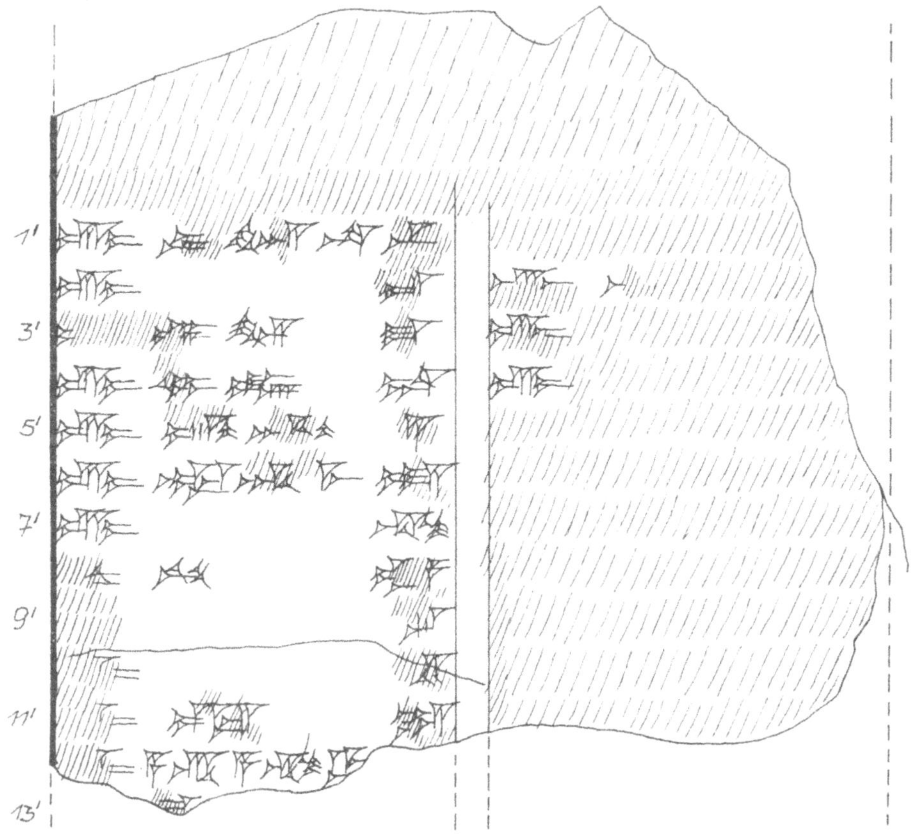

30b EHE 329

Vs (?), Kol. I (Fortsetzung)

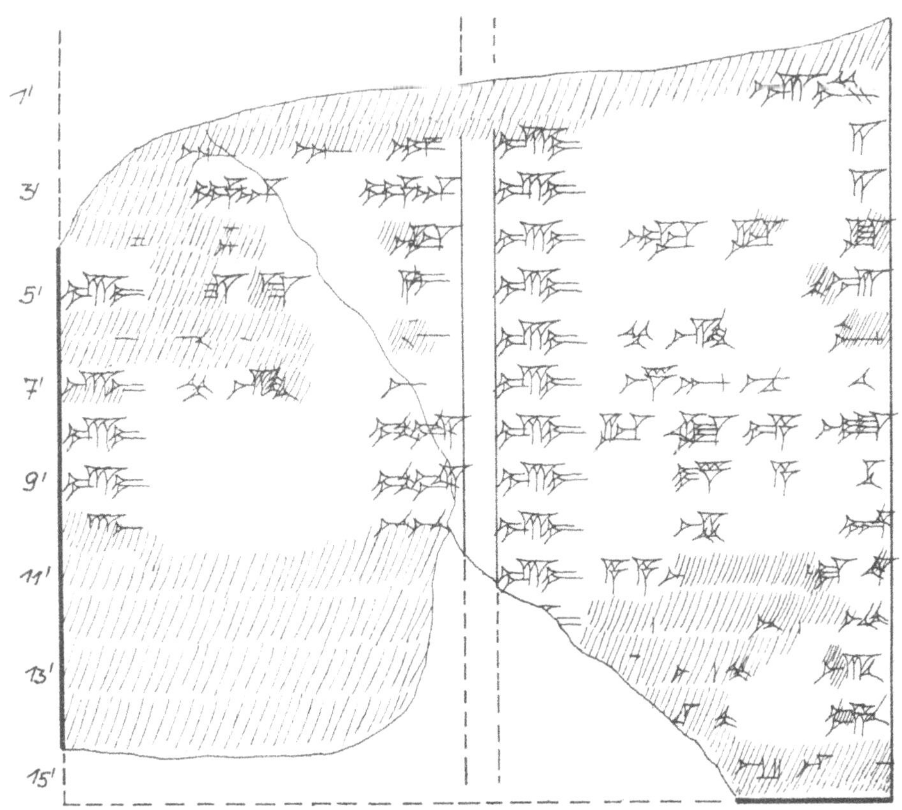

Vs. (?), Kol. II

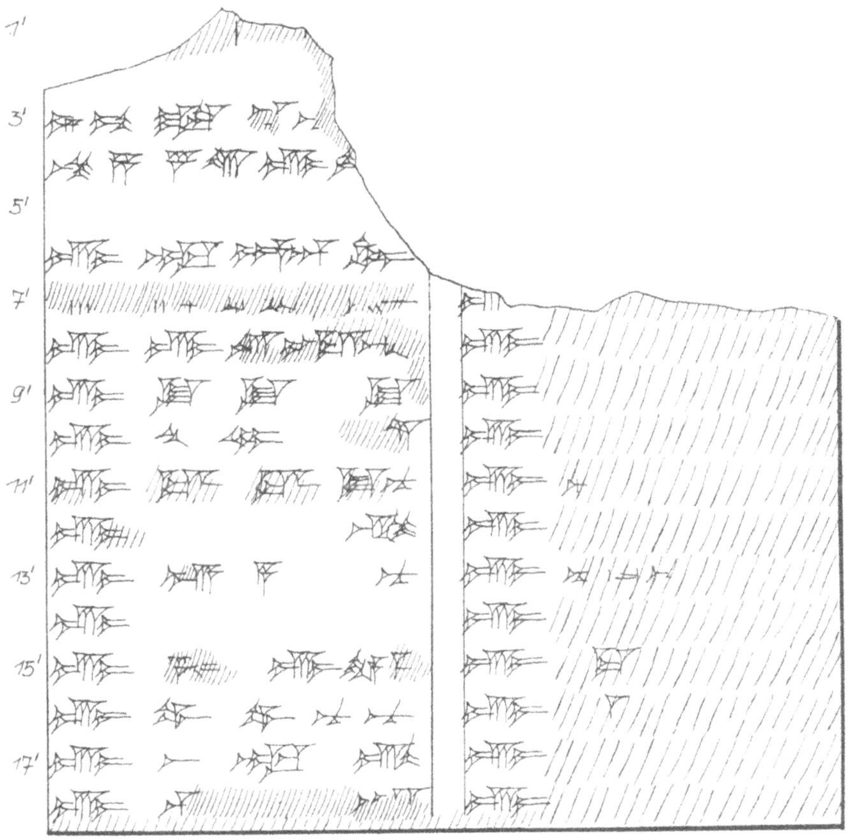

30b EHE 329

Rs. (?), Kol. III

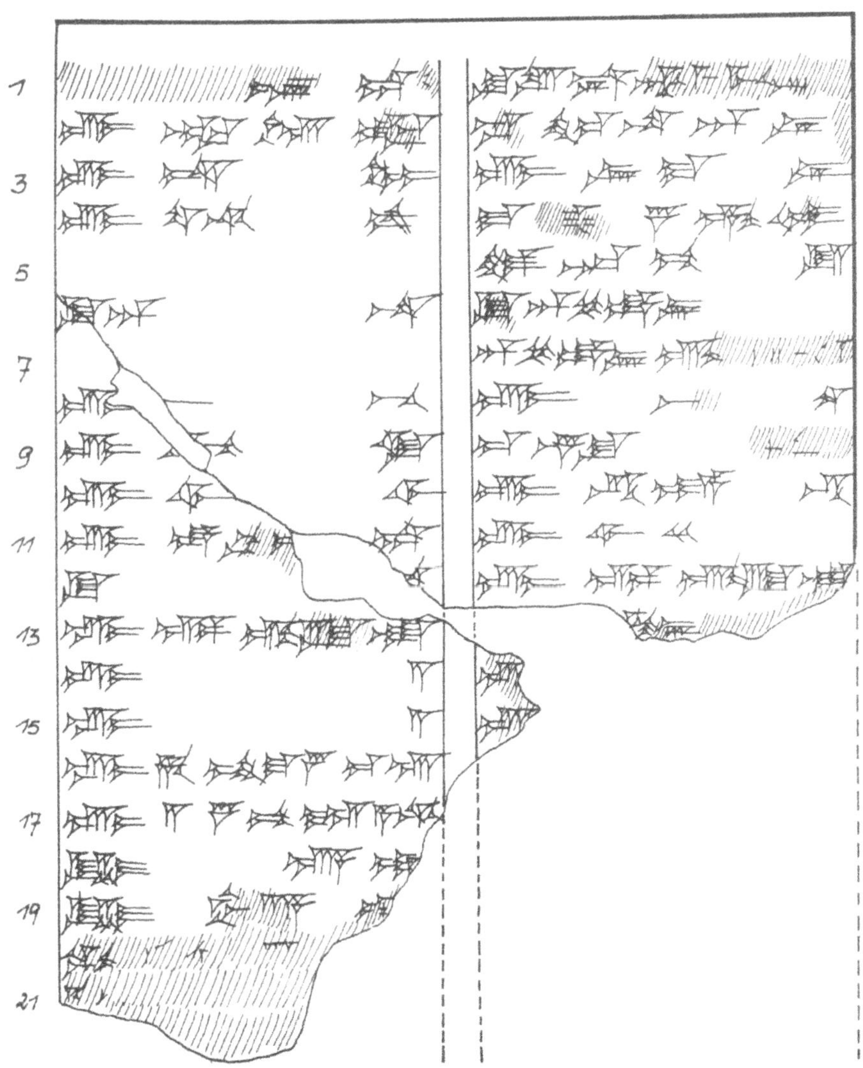

30b EHE 329

Rs. (?), Kol. IV

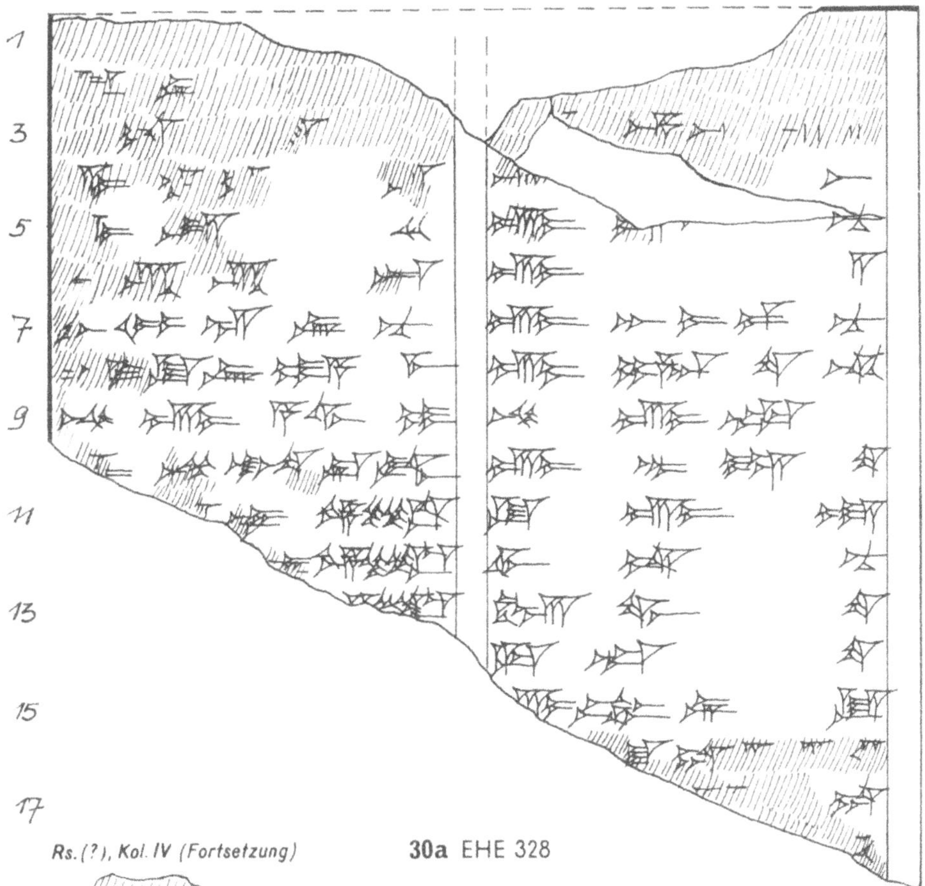

Rs. (?), Kol. IV (Fortsetzung)

30a EHE 328

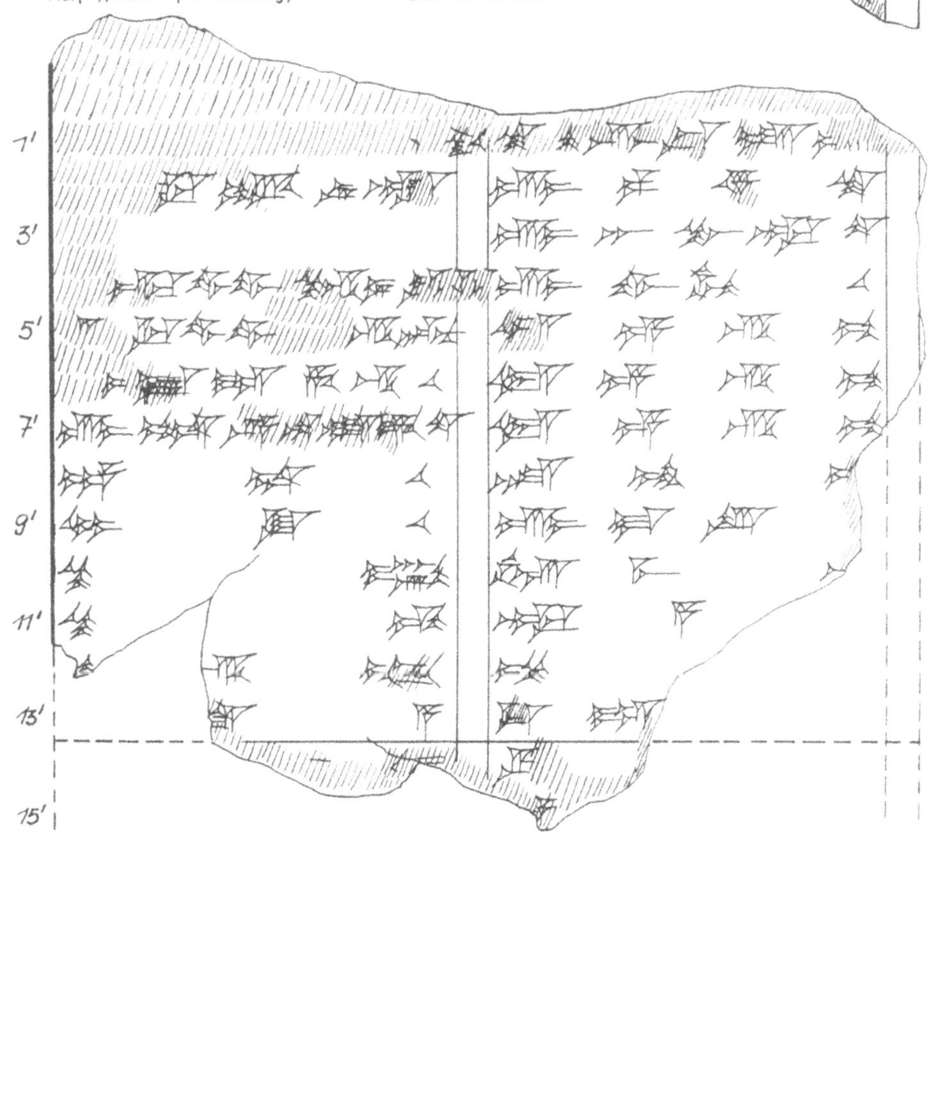

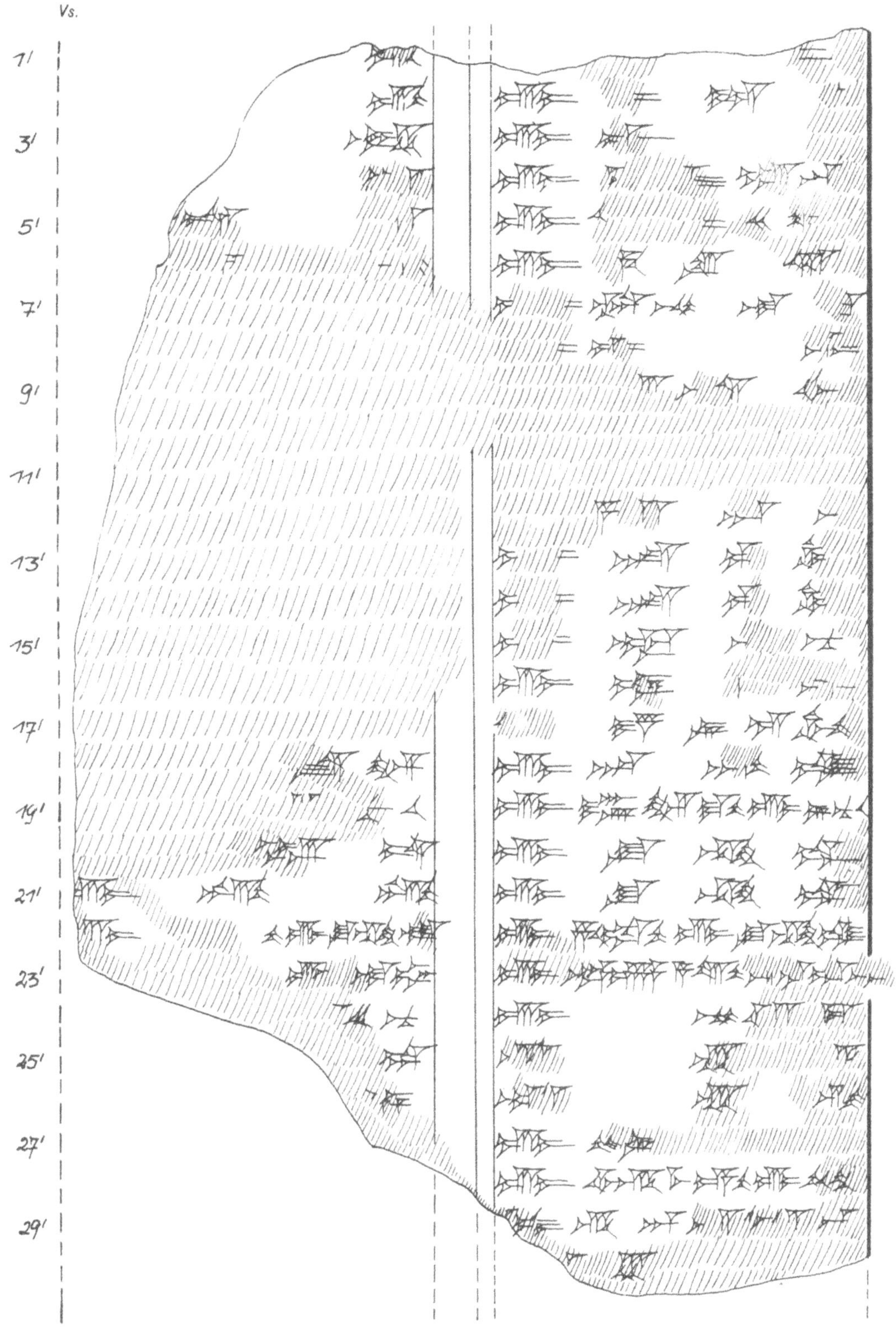
Vs.

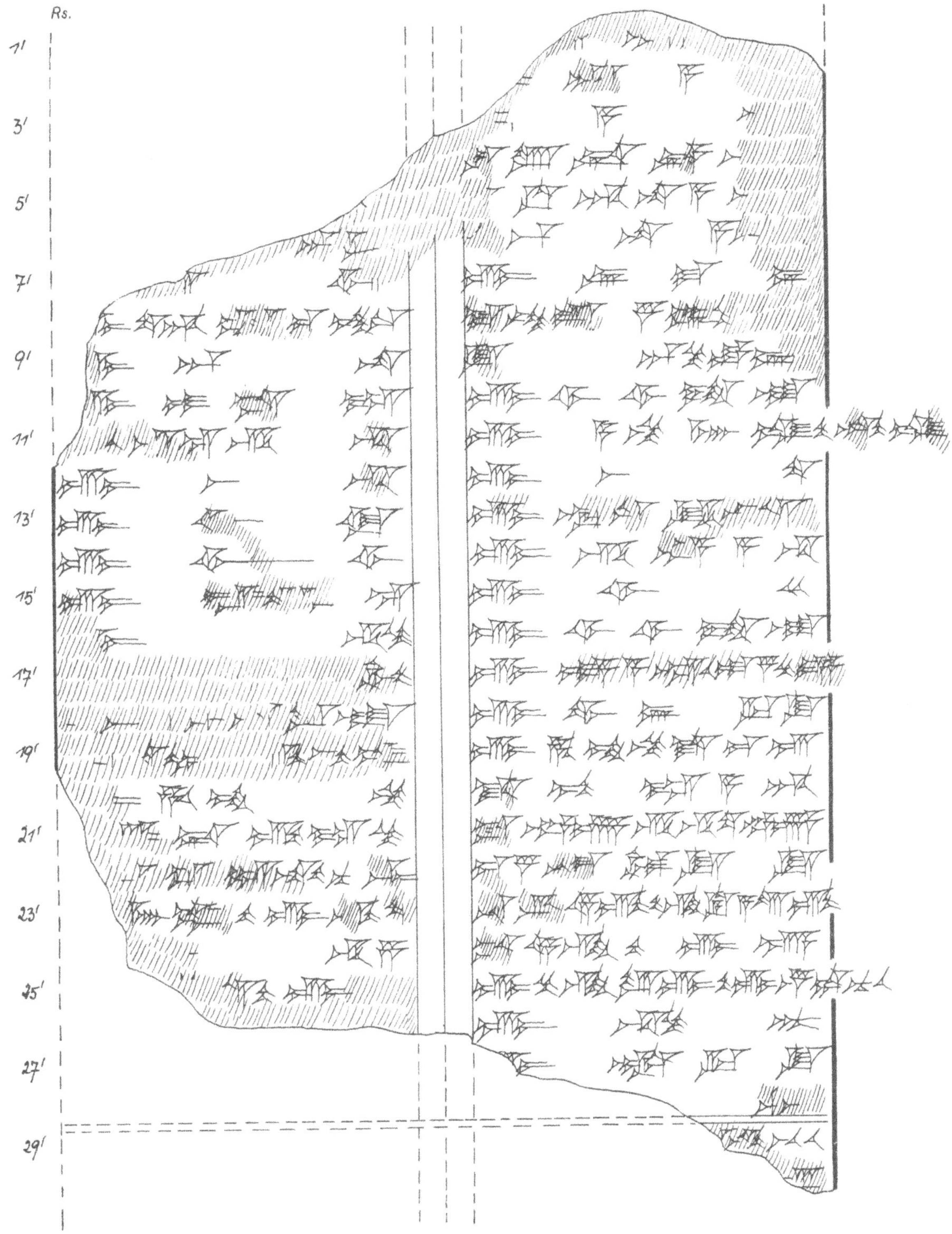
Rs.

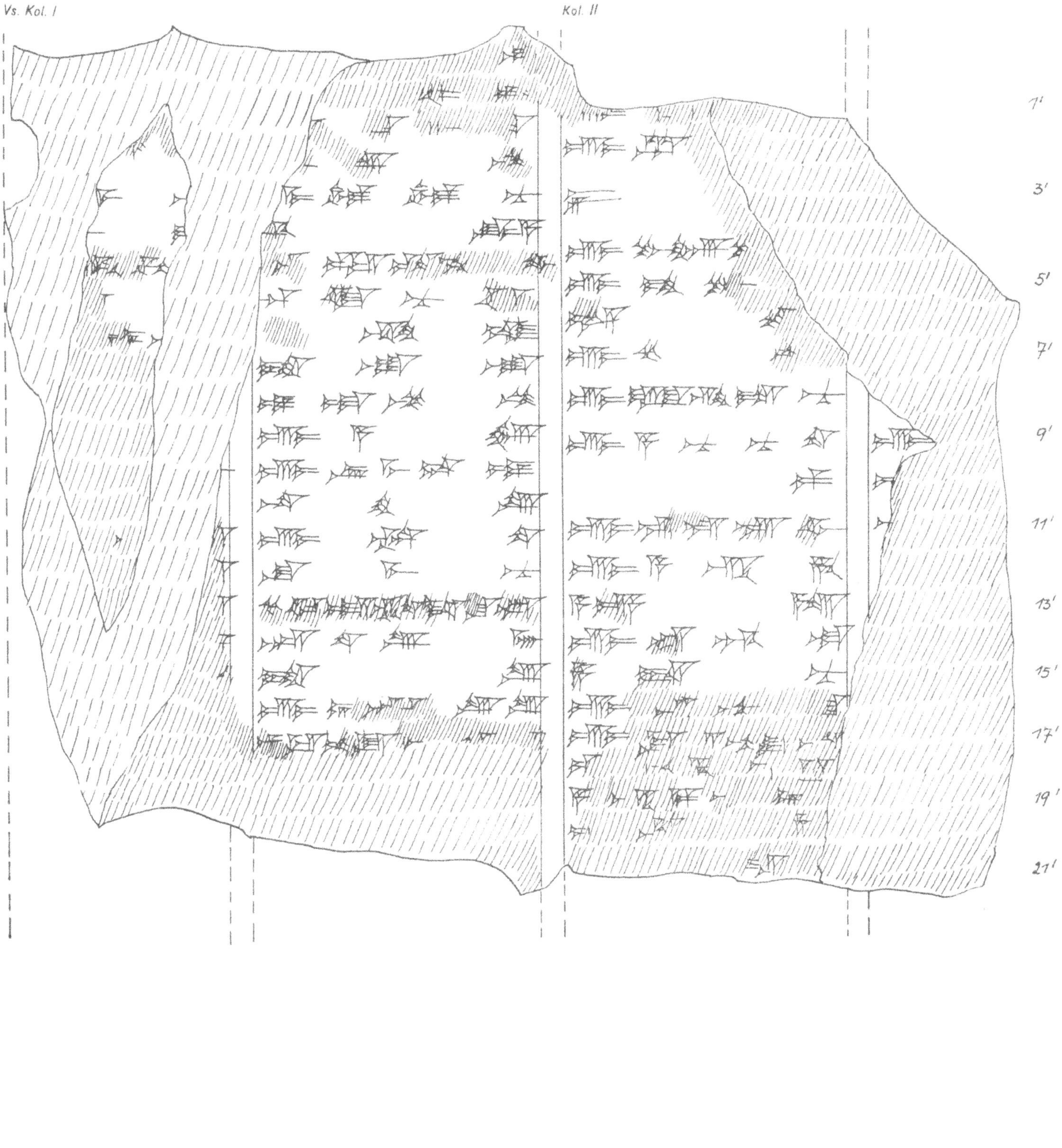
Vs. Kol. I
Kol. II
1'
3'
5'
7'
9'
11'
13'
15'
17'
19'
21'

32a Ass. Fd. Nr. 13956^{fm}

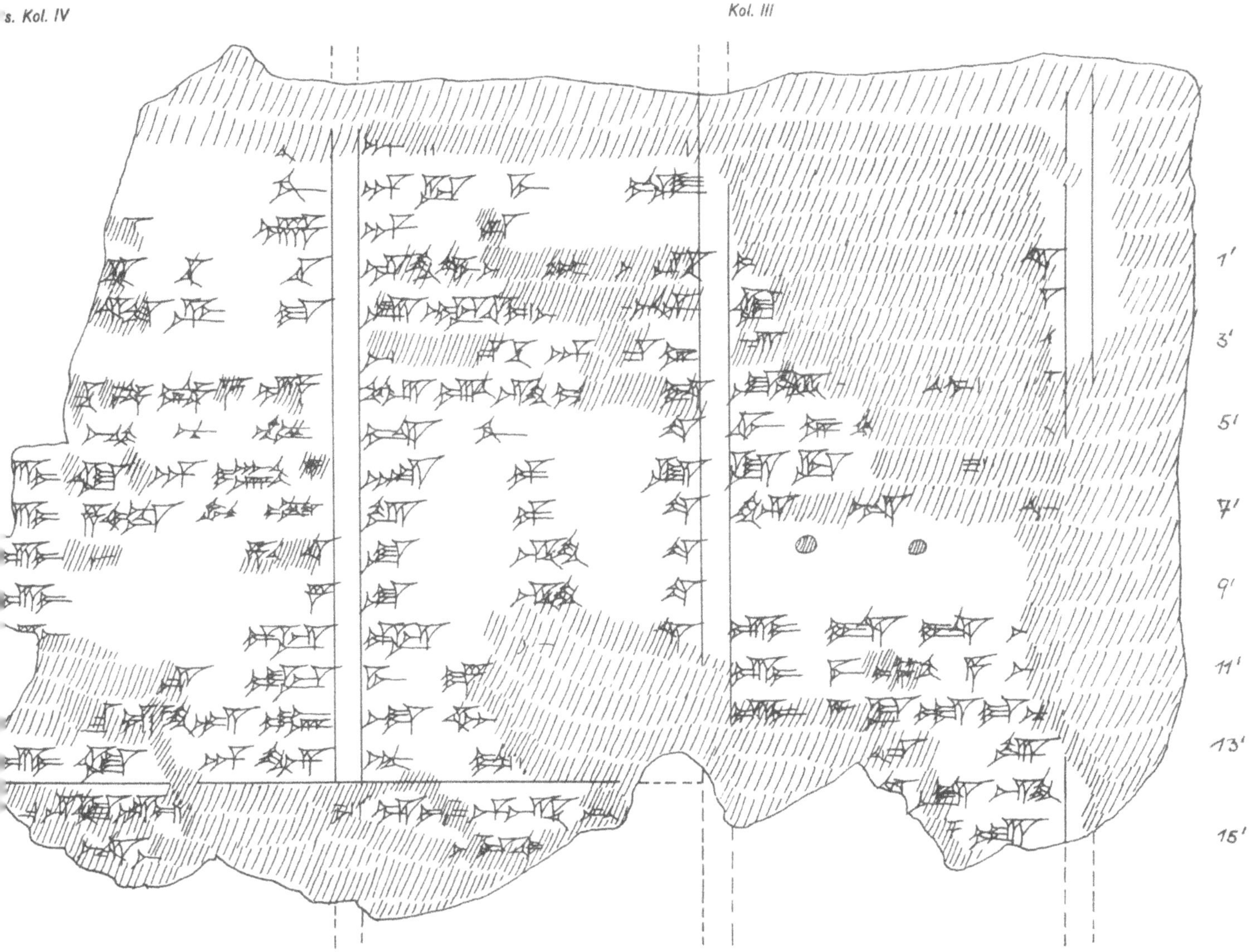

32b
siehe Auszug in Umschrift in der Inhaltsübersicht
32c

33 VAT 13784

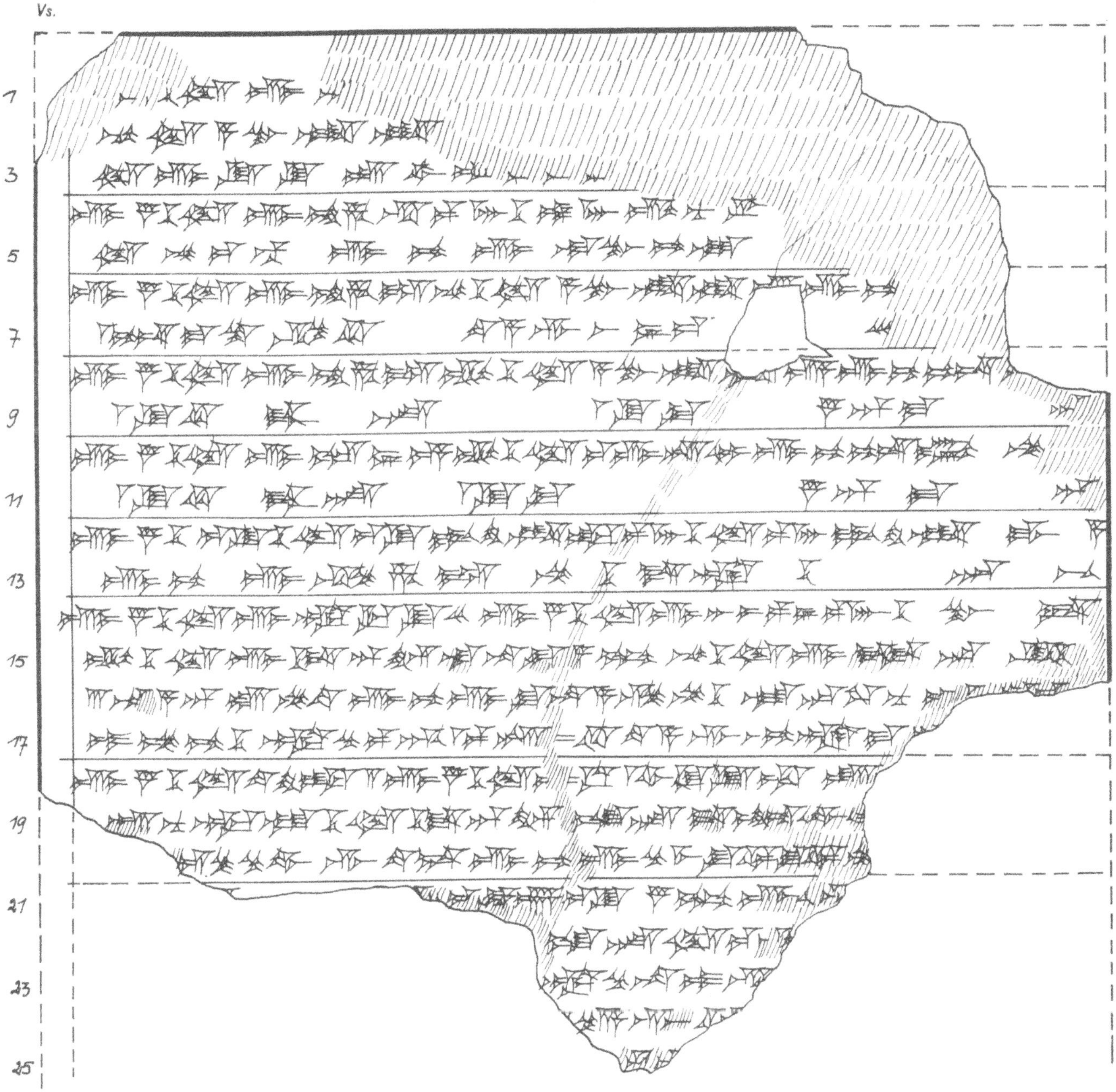

34a VAT 12276*

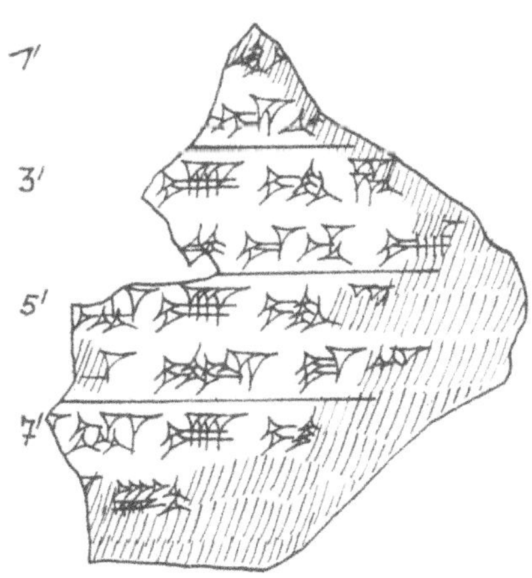

35 VAT 11601*

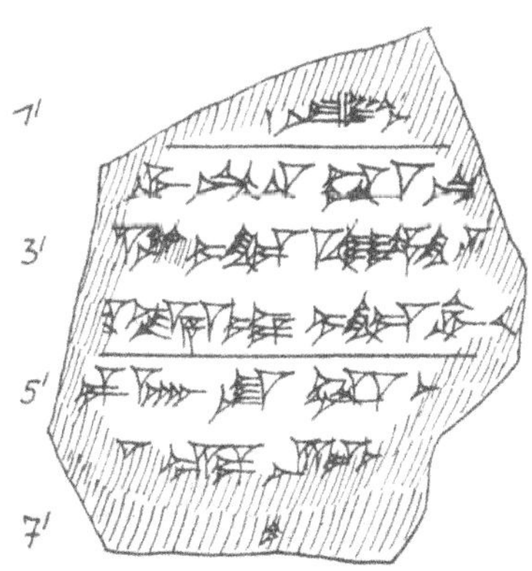

33 VAT 13784

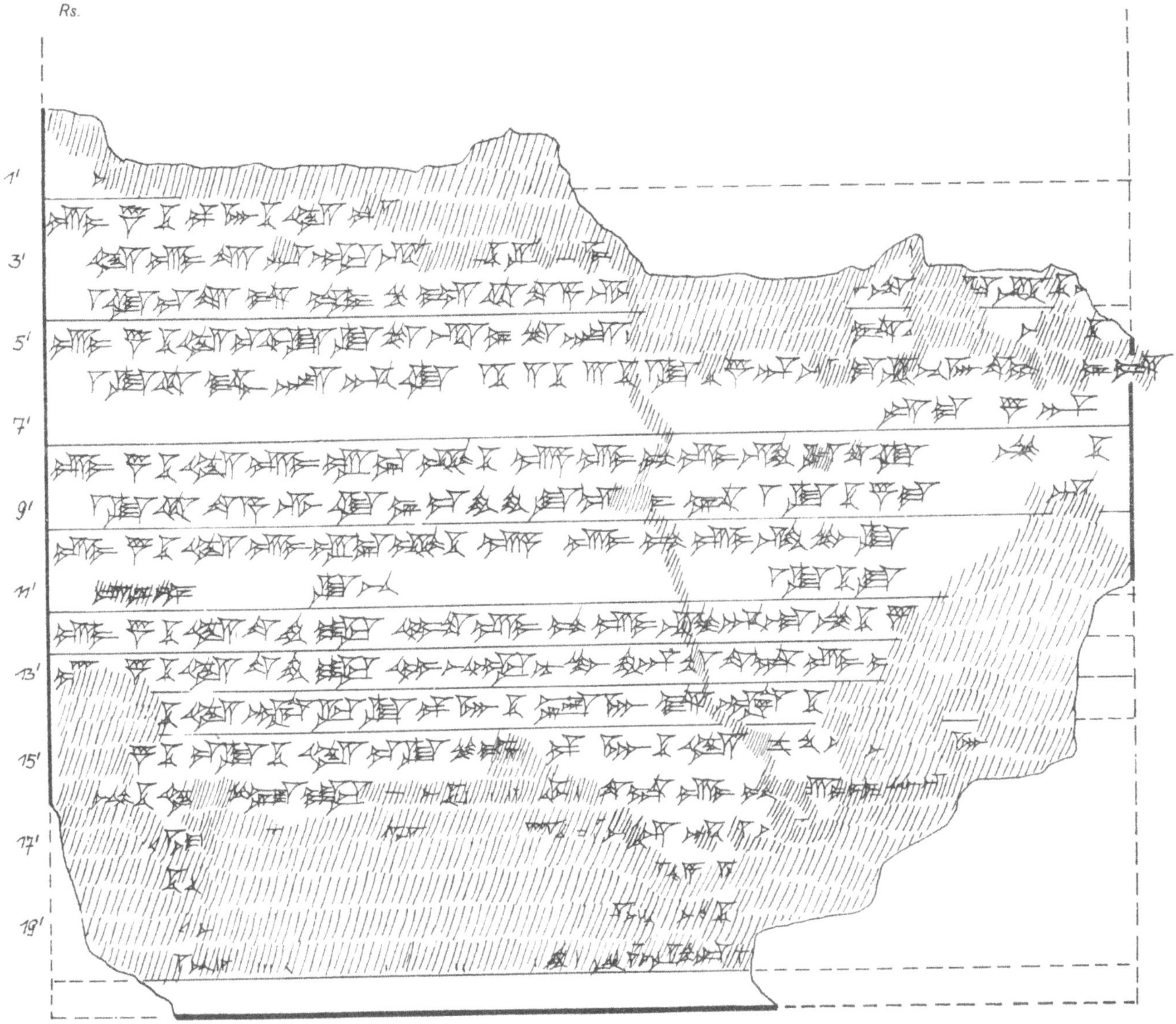

34b VAT 11731

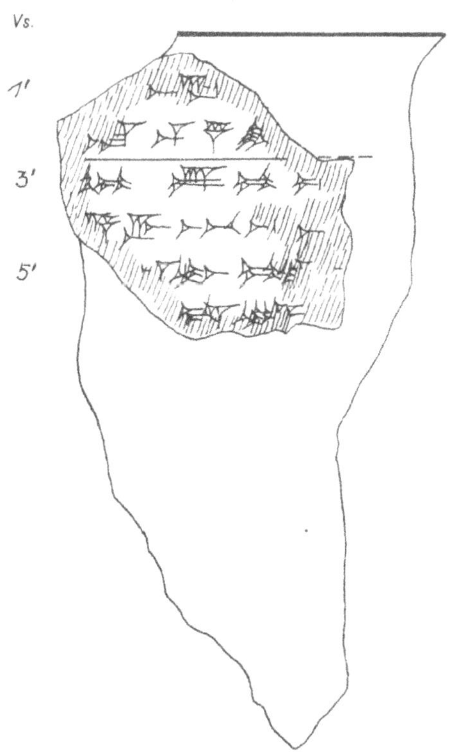

34b VAT 11731

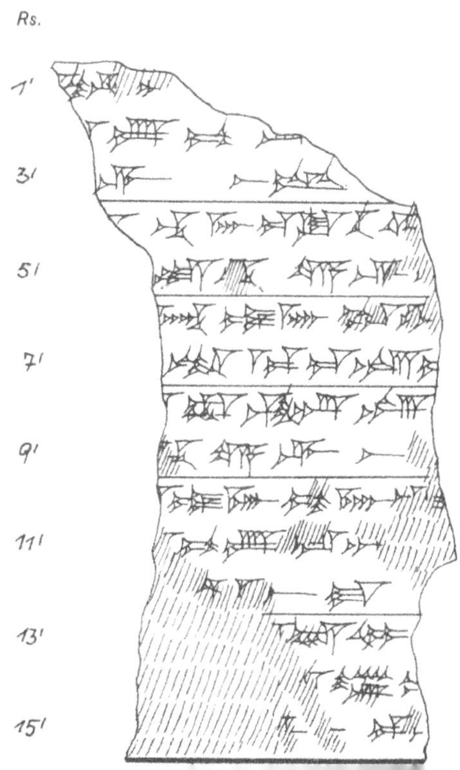

Vs. Kol. I

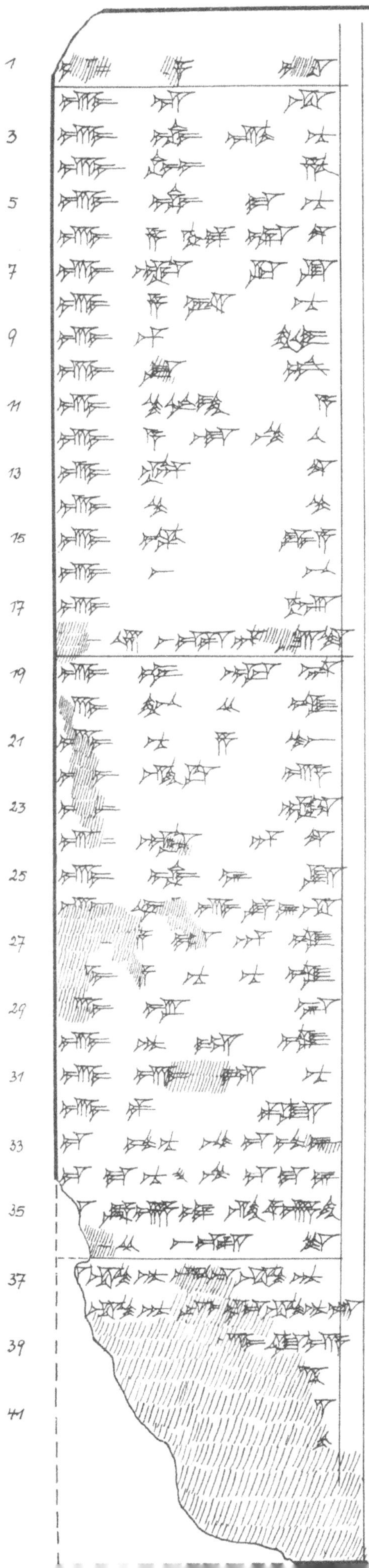

Vs. Kol. II

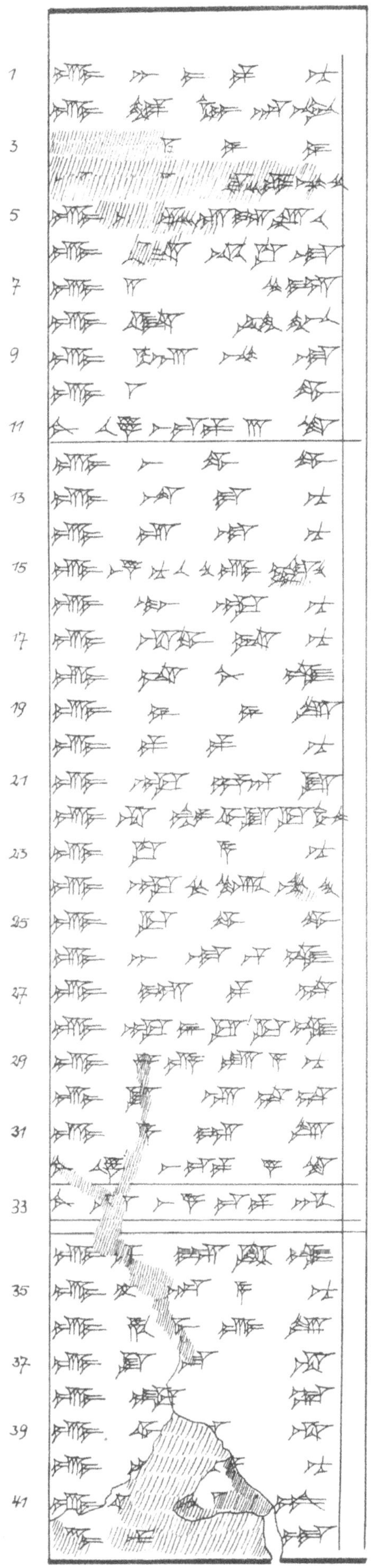

Vs. Kol. III

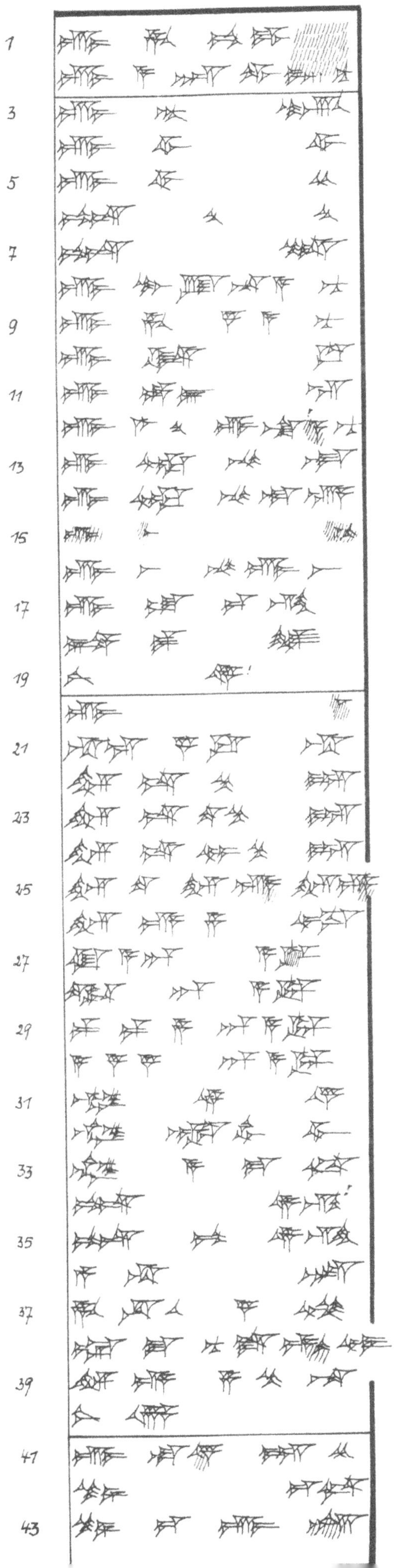

Rs. Kol. IV

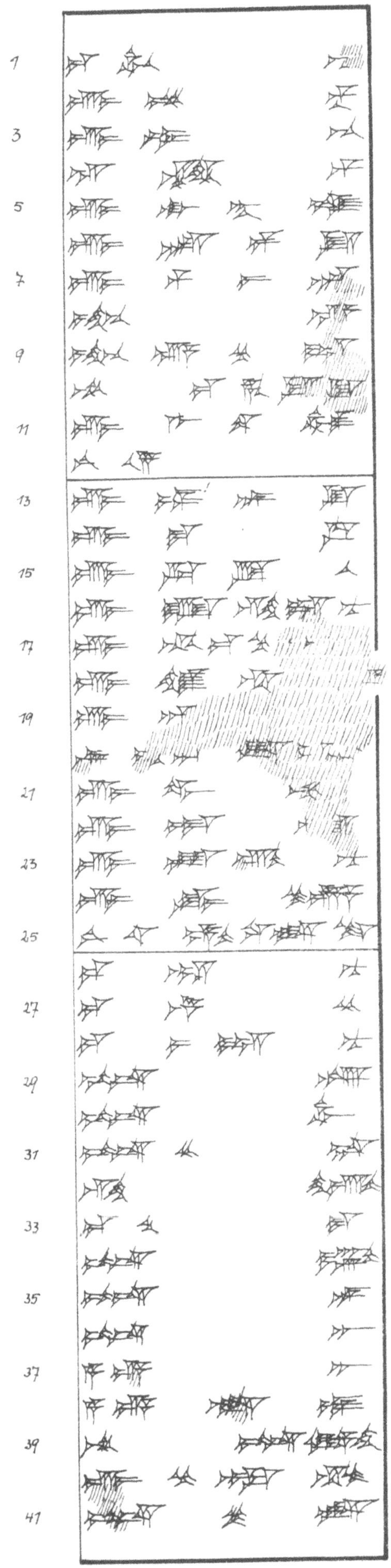

Rs. Kol. V

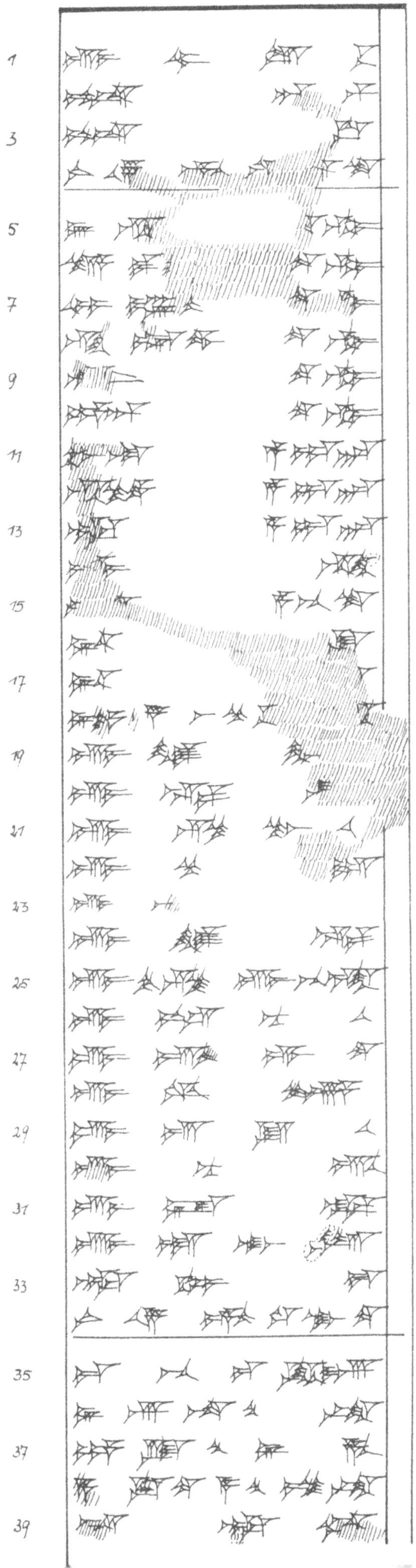

Rs. Kol. VI

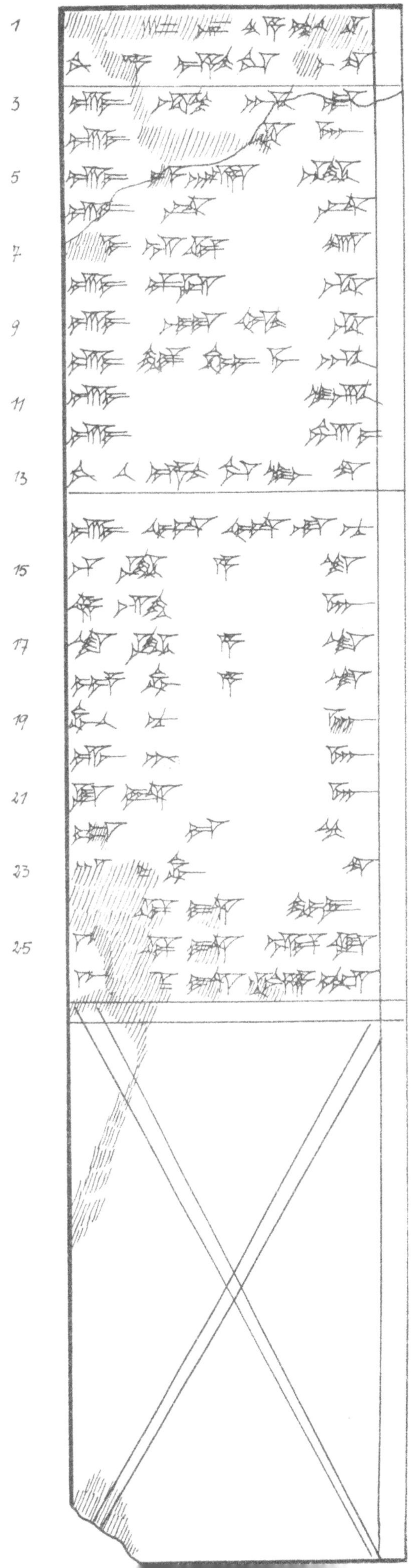

Vs.

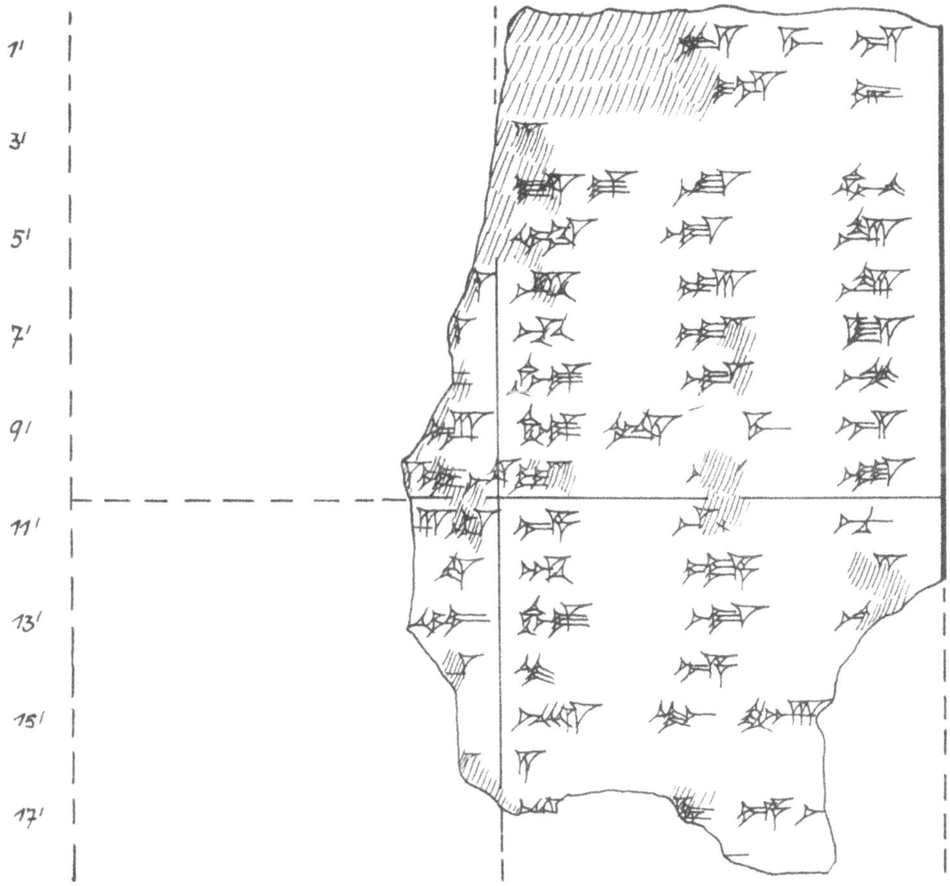

Rs.

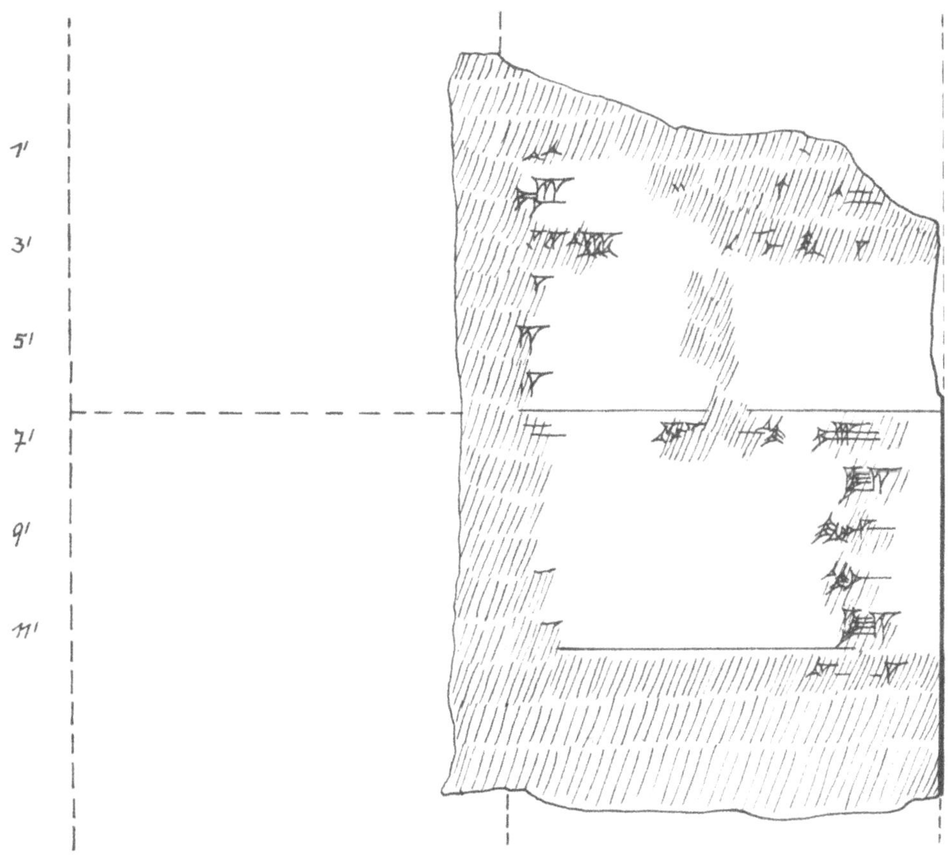

Vs. Kol. I Kol. II

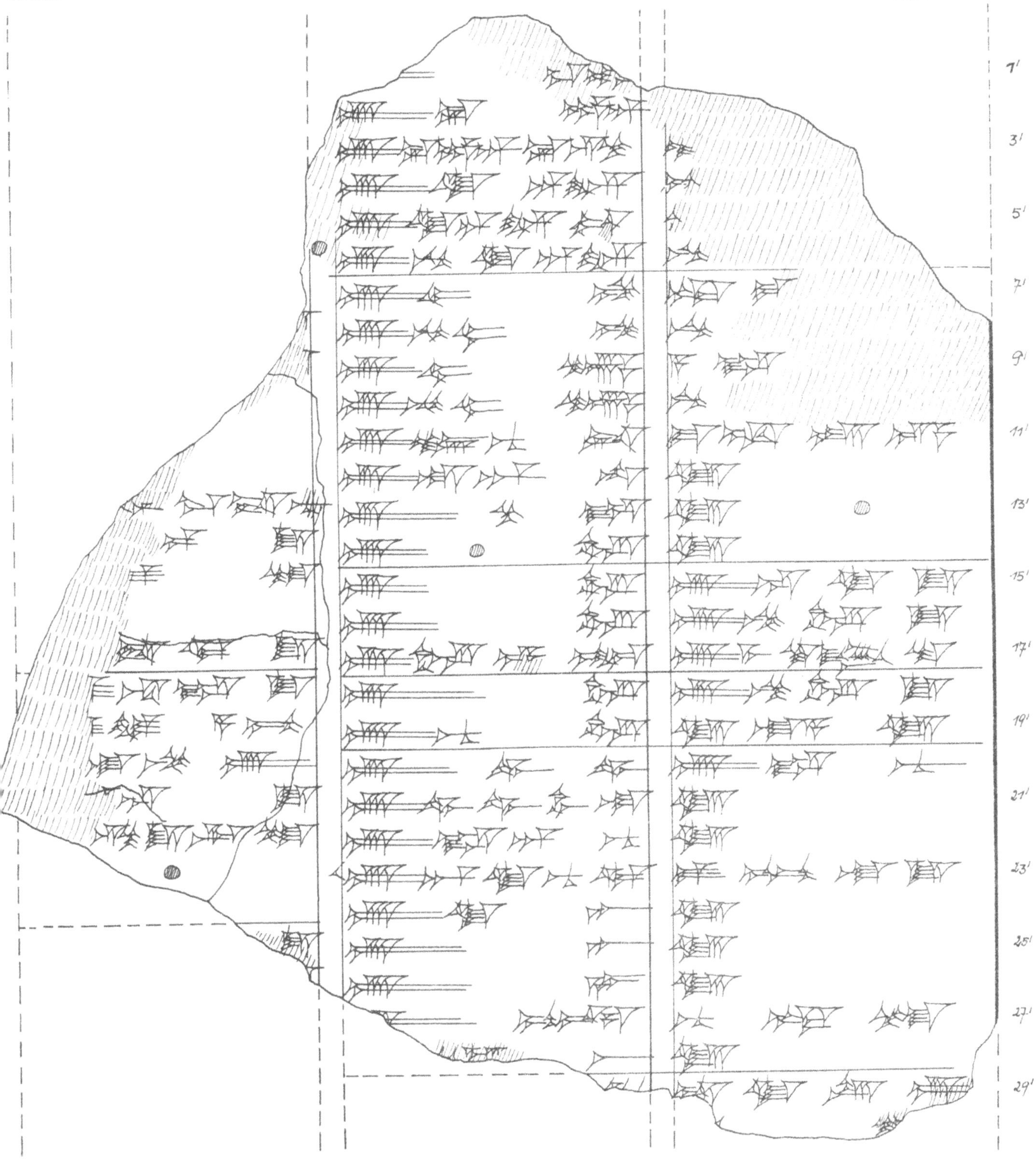

39 VAT 11860*

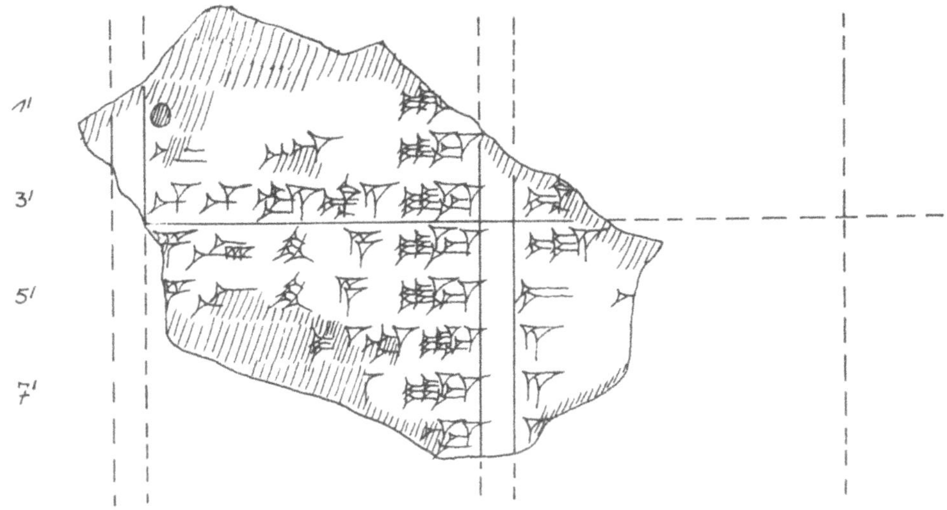

38 VAT 9533

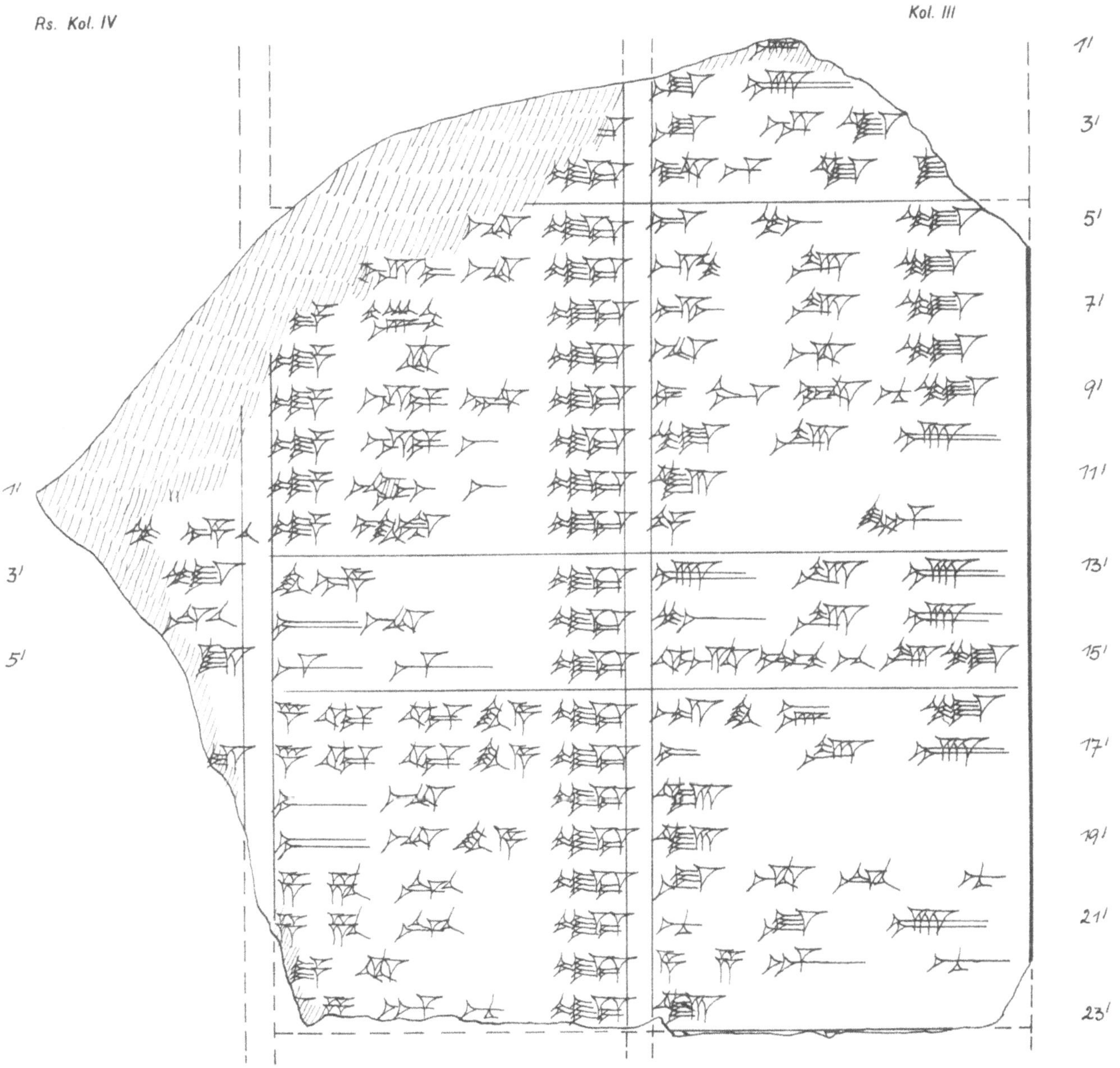

40 VAT 10134

1. Seite

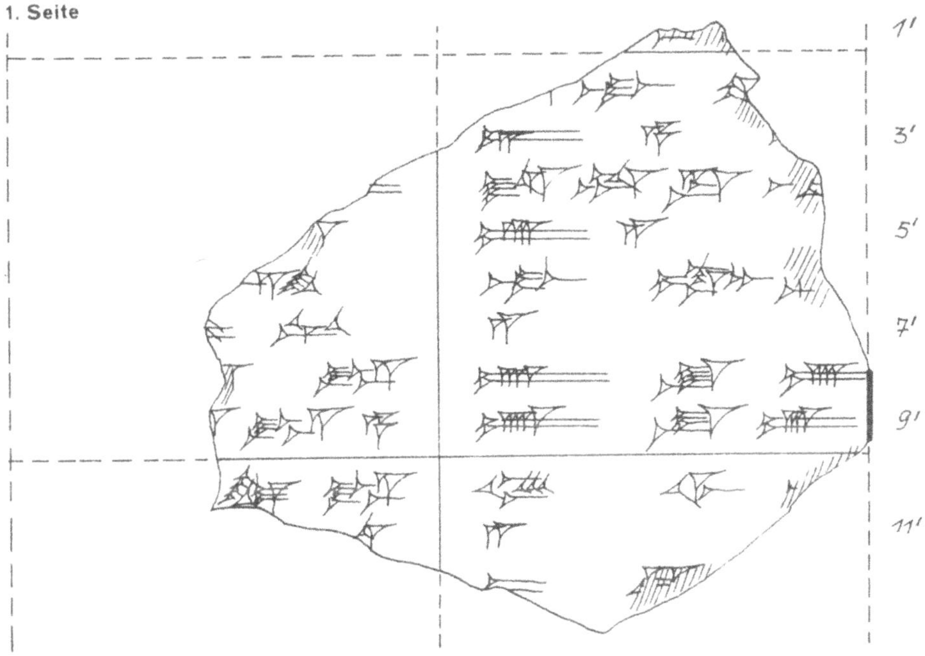

2. Seite nur zusammenhanglose Zeichen

42 VAT 17232

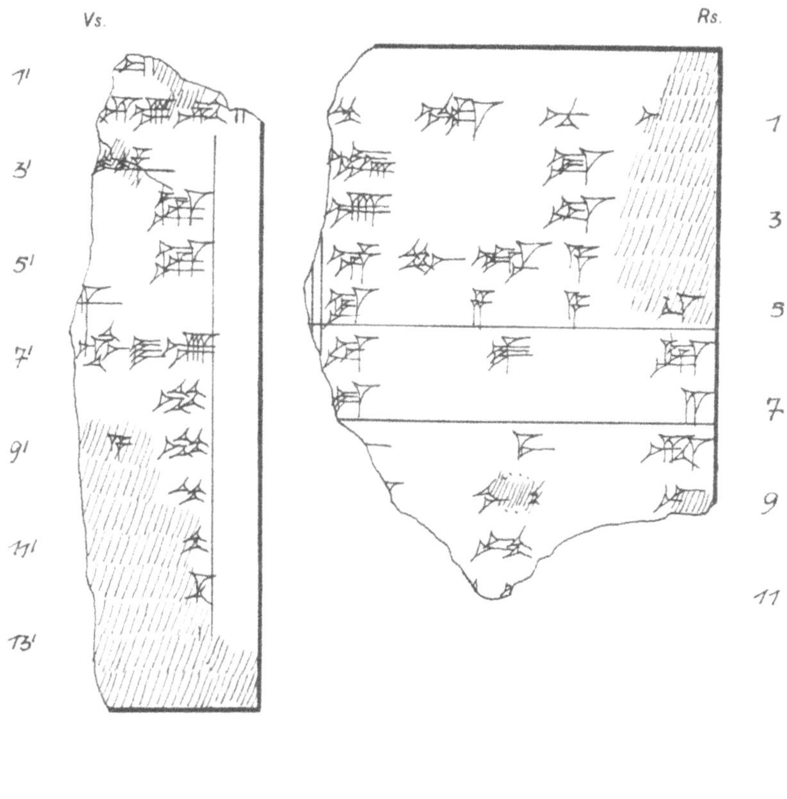

41 VAT 11328*

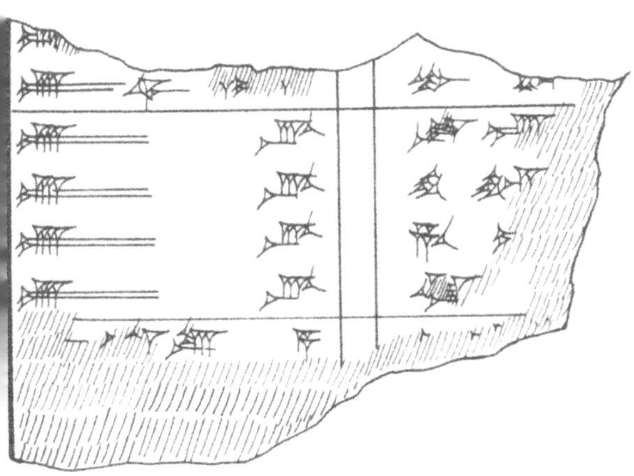

43 VAT 11046

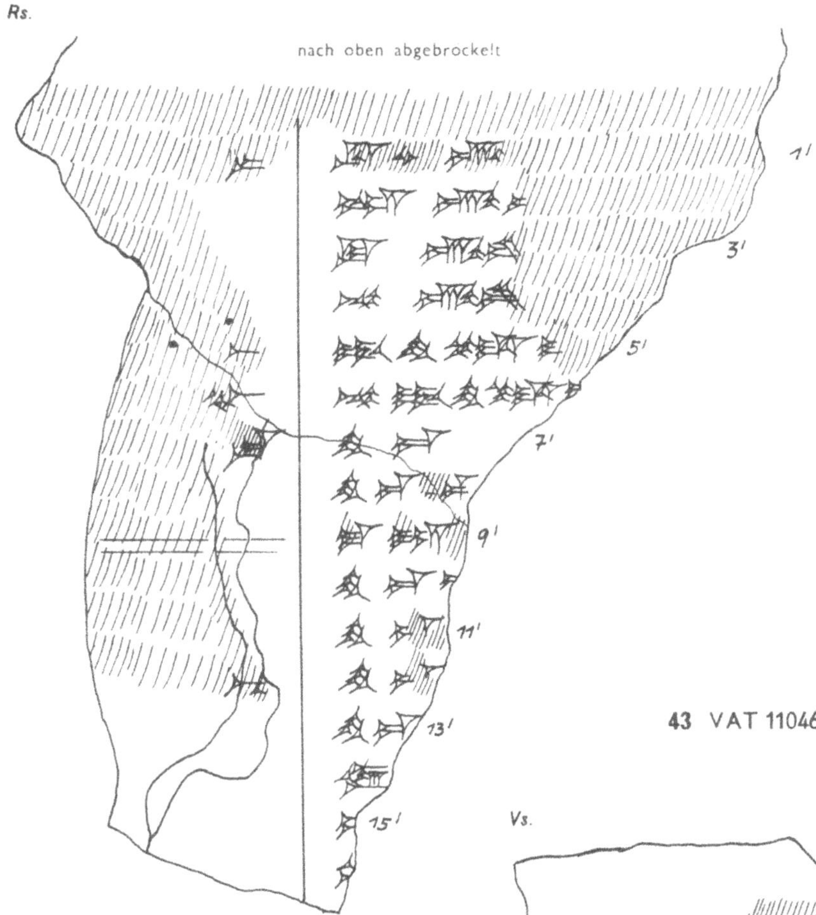

43 VAT 11046

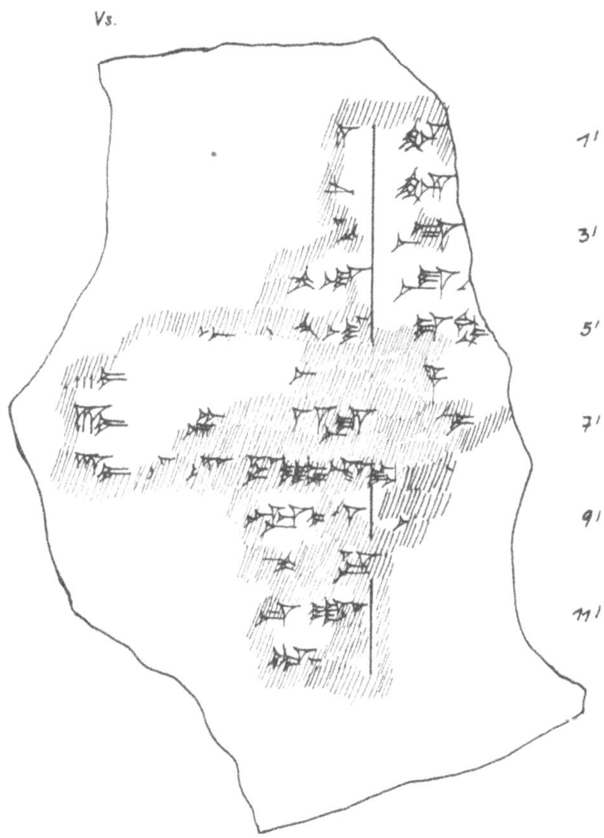

44 VAT 11610*

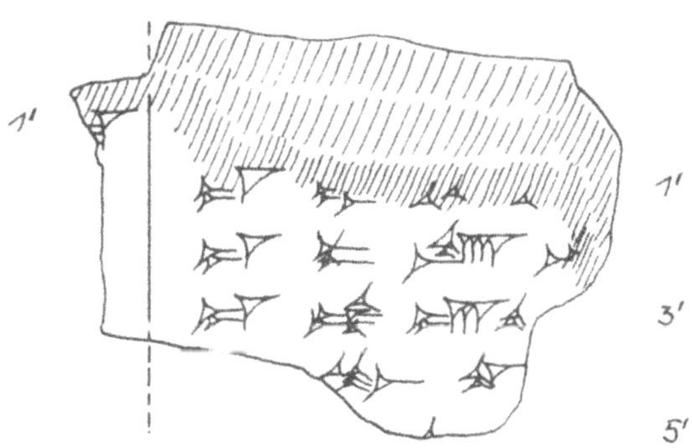

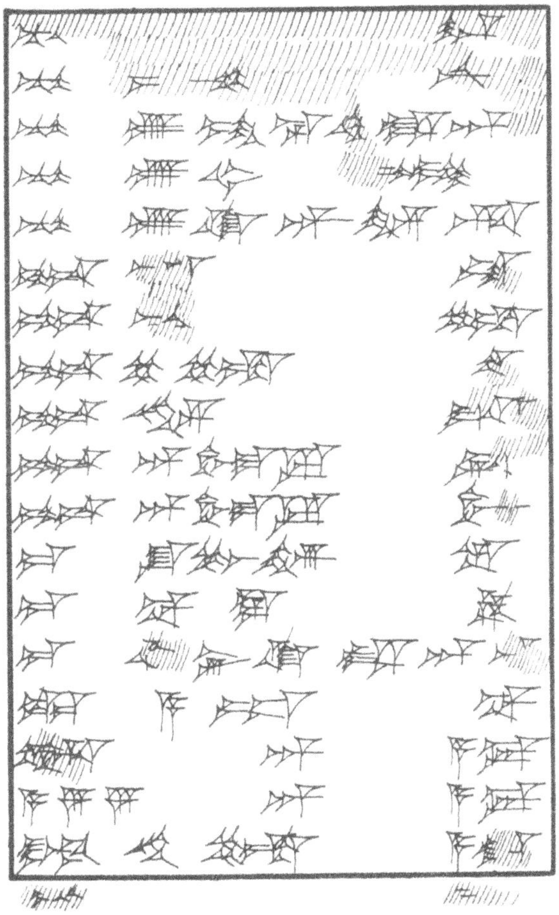

46 VAT 10602

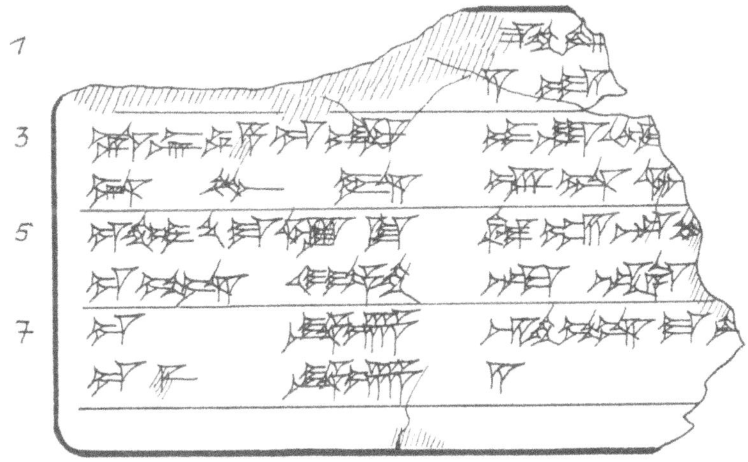

Rs. unbeschrieben

47 VAT 13930

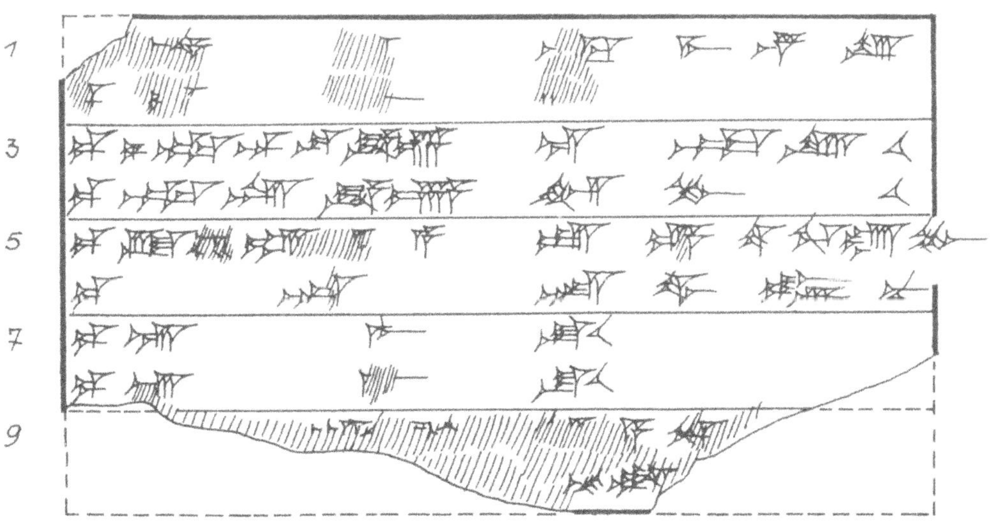

Rs. unbeschrieben

Heinrich Otten

Keilschrifturkunden aus Boghazköi – Heft XXXV

Mit diesem Heft wird nach längerer Pause die Edition der „Keilschrifturkunden aus Boghazköi" wieder aufgenommen. Der Band enthält in Kopien das neu bekanntgewordene Material zum Luvischen und Palāischen, indogermanische Sprachen Kleinasiens im 2. Jahrtausend v. d. Ztw. Das Inhaltsverzeichnis gibt einen Überblick über den Textbestand, zumeist Rituale und Beschwörungen.

VIII Seiten — 1 Abbildung — 50 einseitige Tafeln — 4° — 1953 — DM 20,—

Keilschrifturkunden aus Boghazköi – Heft XXXVI

X Seiten — 51 einseitige Tafeln — 1 Karte — 4° — 1955 — DM 16,—

Franz Köcher

Keilschrifturkunden aus Boghazköi – Heft XXXVII

Mit KUB XXXVII wird die Veröffentlichung der in akkadischer bzw. sumerischer Sprache abgefaßten Texte aus Boghazköi fortgesetzt. Das vorliegende Heft enthält vor allem Texte der medizinischen, religiösen und Omen-Literatur. Trotz des verhältnismäßig stark fragmentarischen Charakters der hier publizierten Tontafeln wird der Wert dieser Texte in keiner Weise vermindert, da sie unsere Kenntnis der mittelbabylonischen Literatur und Sprache wesentlich erweitern.

XI Seiten — 1 Abbildung — 72 einseitige Tafeln — 4° — 1953 — DM 23,50

Erich Ebeling

Stiftungen und Vorschriften für assyrische Tempel

Die vorliegende Arbeit hat acht Texte in sich vereint, die sämtlich bei Ausgrabungen der deutschen Orientgesellschaft in Assur gefunden wurden. Sie sind ihrer Art nach selten und zum Teil Unica (Nr. VII und VIII) in der Keilschriftliteratur. Zeitlich gehören die Texte zu zwei Gruppen, einer mittelassyrischen und einer neuassyrischen.

(Veröffentl. d. Inst. f. Orientforschung, Heft 23) 32 Seiten — 4° — 1954 — DM 5,80

Bestellungen durch eine Buchhandlung erbeten

A K A D E M I E - V E R L A G · B E R L I N W 8

Heinrich Otten

Mythen vom Gotte Kumarbi

Neue Fragmente

Mehrere Fragmente zu den Mythen um den Gott Kumarbi werden hier veröffentlicht. Diese Mythen sind trotz bruchstückhafter Überlieferung inhaltlich klar verständlich dargestellt und bieten über neue Ergebnisse für die hethitische Philologie hinaus wesentliche Erkenntnisse für 1. die Entstehung griechischer Mythenbildung in Abhängigkeit vom Alten Orient, 2. die richtige Beurteilung von Philo-Sanchunjaton in seinem umstrittenen Werk für die phönizische Religion und 3. einen Vergleich mit den etwa gleichzeitigen mythologischen Texten aus Ras Schamra. Die Fragmente wurden, soweit möglich, eingeordnet und übersetzt; sie sind damit auch für einen größeren Interessentenkreis verwertbar. Die Umschriften und Autographien dienen der wissenschaftlichen Kontrolle.

(Veröffentl. d. Inst. f. Orientforschung, Heft 3) 40 Seiten — 11 Tafeln — 4° — 1950 — DM 14,25

Luvische Texte in Umschrift

Die vorliegende Arbeit soll als Ergänzung zur Edition der luvischen Texte in Band XXXV der „Keilschrifturkunden aus Boghazköi" dienen. Diese bietet notwendigerweise dem Nichtkeilschrifturkundigen erhebliche Schwierigkeiten. Es erscheint wünschenswert einer größeren Zahl von Sprachforschern einen Einblick in die indogermanische Sprache des Boghazköi-Archivs aus der 2. Hälfte des 2. Jahrhunderts v. u. Ztr. zu vermitteln und die Forscher zur Mitarbeit zu befähigen. Außerdem soll die Umschriftausgabe eine schnelle Übersicht des Materials vermitteln, wie es teilweise in der Arbeit „Zur grammatikalischen und lexikalischen Bestimmung des Luvischen" verwertet worden ist.

(Veröffentl. d. Inst. f. Orientforschung, Heft 17) 118 Seiten — 4° — 1953 — DM 23,—

Zur grammatikalischen und lexikalischen Bestimmung des Luvischen

Unter der Menge von Keilschrifturkunden, die bei den deutschen Ausgrabungen in Boghazköi zutage kamen, finden sich außer denen in der sogenannten hethitischen Sprache, die erst durch diese Texte bekannt wurden, auch solche in anderen z.T. bisher unbekannten Sprachen. Der Verfasser hat sich als erster eingehend mit den Urkunden in luvischer Sprache abgegeben, gibt diese z. Zt heraus und hat eine sorgfältige Darstellung dieser Sprache geschaffen, die als Grundlage für die weitere Forschung immer von größter Bedeutung bleiben wird. Besonderes Gewicht legt er dabei auf die Frage der Verwandtschaft des Luvischen mit den anderen kleinasiatischen Sprachen. Er hat damit eine überaus wertvolle Leistung vollbracht, die zweifellos allgemeine Anerkennung finden wird.

(Veröffentl. d. Inst. f. Orientforschung, Heft 19) 124 Seiten — 4° — 1953 — DM 23,—

Bestellungen durch eine Buchhandlung erbeten

---

www.ingramcontent.com/pod-product-compliance
Lightning Source LLC
LaVergne TN
LVHW080755300926
849162LV00008BA/1821
* 9 7 8 3 1 1 2 6 1 0 2 9 9 *